Vera Lúcia Cardoso Trindade

A RECEITA DA FELICIDADE

VOL. 1

Literare Books
INTERNATIONAL
BRASIL · EUROPA · USA · JAPÃO

Presidente do conselho:
Mauricio Sita

Presidente:
Alessandra Ksenhuck

Vice-presidentes:
Claudia Pires e Julyana Rosa

Diretora de projetos:
Gleide Santos

Capa, projeto gráfico e diagramação:
Gabriel Uchima

Assistente editorial:
Júlia Almeida

Revisão:
Ivani Rezende e Mitiyo Santiago Murayama

Impressão:
Gráfica Paym

Dados Internacionais de Catalogação na Publicação (CIP)
(eDOC BRASIL, Belo Horizonte/MG)

Trindade, Vera Lúcia Cardoso.
T833r A receita da felicidade: vol. 1 / Vera Lúcia Cardoso Trindade. – São Paulo, SP: Literare Books International, 2024.
184 p. : 14 x 21 cm

ISBN 978-65-5922-870-6

1. Autoconhecimento. 2. Felicidade. 3. Técnicas de autoajuda. I. Título.
CDD 158.1

Elaborado por Maurício Amormino Júnior – CRB6/2422

Literare Books International.
Alameda dos Guatás, 102 – Saúde– São Paulo, SP.
CEP 04053-040
Fone: +55 (0**11) 2659-0968
site: www.literarebooks.com.br
e-mail: literare@literarebooks.com.br

FSC www.fsc.org
MISTO
Papel produzido a partir de fontes responsáveis
FSC® C133282

Sumário

NOTA DA AUTORA

Neste livro, coloquei intencionalmente palavras repetidas para proporcionar ao leitor uma satisfação ao descobrir que a palavra é uma ferramenta para criar tudo. E que, quanto mais repetida, mais força e poder ela tem. As palavras repetidas a seguir são uma forma de sentir gratidão por tudo. Esses agradecimentos de maneira positiva são o fermento que nos leva a uma vida feliz, agradecendo a tudo e a todos. Essa prática de pensar e falar vai gravando no nosso subconsciente o sentimento de gratidão.

ORAÇÃO DO LEITOR

DEUS, muito obrigado pela oportunidade de estar aqui neste momento lendo esta obra maravilhosa. Aproveitando também para mais uma vez agradecer por estar vivo(a), e além de tudo recebendo tanta coisa maravilhosa que este paraíso que o Senhor criou me oferece. DEUS me dê o entendimento profundo desta leitura, para que eu possa assimilar uma clara compreensão deste livro. Desde já, sou profundamente grato(a) à escritora e também sempre vou agradecer a tudo e a todos pela oportunidade de ser uma pessoa culta.

Obrigado aos meus pais e meus mestres por tudo. DEUS abençoe a todos que buscam com a experiência conhecimentos para ter sabedoria e saber que no decorrer da vida a felicidade existe de verdade. E que viemos aqui para sermos felizes, apesar de todos os obstáculos. Tudo de que precisamos para cumprir nossa missão aqui na Terra já nos foi dado por DEUS. Ele confia e ama cada um de nós. DEUS confiou a nós um compromisso. Firmamos esse compromisso com ele. Ao final de tudo combinado com DEUS, ele disse: "DESÇA E ARRASE. VOCÊ ESTÁ PRONTO." Acredite que você pode tudo que quiser, seja muito feliz fazendo o outro feliz. E você chega aonde quiser, só não consegue se acabar a sua fé.

REFLITA:

1. A honestidade total no lar, na cidade, no estado, no país e no universo.
2. A maior faculdade é a da vida.
3. A morte é uma passagem.
4. A outra vida é maravilhosa.
5. A vida deve ser levada a sério.
6. Conheça verdadeiramente Deus.
7. Conheça você por inteiro.
8. É importante viver corretamente.
9. Esta vida prepara você para a próxima.

10. O valor do ser humano.
11. Saiba agradecer sempre.
12. Seja muito solidário.
13. Seu limite é o universo.
14. Sorrir é o maior prazer da vida.
15. Sua missão é amar, agradecer e perdoar.
16. Tenha muita fé.
17. Todo ser humano é igual, o que difere é a maneira de pensar.
18. Todos os desejos seus são realizados.
19. Você foi feito para dar certo 100%.
20. Você já tem tudo. Reconheça.
21. Você nasceu para ser feliz.
22. Você pode mudar tudo.
23. Você tem poder infinito. Utilize-o.

24. Ore que tudo melhora e o problema vai embora.

25. Mais oração, mais poder. Menos oração, menos poder. Nenhuma oração, nenhum poder.

26. Gratidão por tudo é o passaporte para um futuro promissor.

27. Bons sentimentos, bons pensamentos. Bons pensamentos, boas palavras. Boas palavras, bons atos. Bons atos, uma vida de felicidade.

28. Você é o que você pensa.

29. Seja você mesmo em cada segundo de sua vida. Seja o melhor em tudo.

30. Você é o melhor de Deus assim mesmo como é.

31. Ser feliz é uma questão de escolha. “Eu escolho ser feliz todos os dias.”

RESUMO N° 1

No dia 9 de março de 2022, recebi em minha casa um computador para ler o livro *A receita da felicidade, volume 1*, da autora Vera Lúcia Cardoso Trindade. Comecei a ler e nessa noite li quarenta e duas páginas. Estou pensando o que escrever neste resumo que ela me pediu. Achei maravilhoso e até agora li tudo. Muito bom. E depois vou relê-lo para melhor apreender o conteúdo.

Então, foi um baque para mim a notícia do falecimento de meu tio, pois amo muito a todos os meus tios e tias. Foi aí que tudo que li mudou meu estado mental de tristeza pela morte, quando voltando à leitura via as partes positivas contidas no livro, e mais coisas positivas apareciam e, com isso, eu também fui melhorando, e foi maravilhoso porque entendi que cada um tem o seu tempo e era o dia de meu tio retornar ao Pai. E graças a DEUS o meu tempo e destino sou eu quem faço. E estou aproveitando a oportunidade de estar aqui para ser mais feliz.

Este livro é sem contraindicação, serve para todas as idades e, principalmente, para jovens iniciando sua vida. Bom, este é o meu ponto de vista de início.

Você escreveu com alma e coração. Maravilhoso de verdade. Estou continuando a leitura e, para mim, é a melhor receita da felicidade em um só livro. Sinto-me honrada em você ter confiado a mim ler antes de ser publicado.

Já pensei, assim que for publicado e já estiver à venda, vou adquirir um e dar de presente para minha irmã. A cada página, uma surpresa boa contida em seus escritos. Agora vejo, não é cara a publicação deste livro diante do conteúdo nele contido.

Quando meditando, pude ver que você entregou os primeiros frutos de seu trabalho a Deus. Confiando-me suas obras neste livro, coloco-o em meu altar onde faço minhas orações. Disse-lhe, foi uma honra ler seu livro em primeira mão e vou ler com muito carinho sempre nos meus intervalos.

Estou na página 70. Maravilhoso, parabéns, lindo. Você acredita? Eu assisti a um vídeo sobre matança de animais e estava indignada. Quanta crueldade contra pequenos e grandes seres vivos. Fiquei mal. Vim ler seu livro e me fez muito bem. Então, podemos ver que a mudança de hábitos e pensamentos, sentimentos e sintonia por meio de uma boa leitura nos faz bem, porque mudamos o foco. Como faz bem ler um livro que muda tudo em nossa mente.

Infelizmente, a matança de animais continua. Um dia, a humanidade pode compreender que tudo é vida de Deus, até mesmo a vida dos animais. Em cada um, vive a vida de Deus. Hoje tenho essa consciência de que sou filha de Deus assim como os animais e isso é maravilhoso. Emoção. Umas lágrimas caem pelo meu rosto. Simplesmente maravilhoso o seu livro. Sentimos a vida de Deus bater dentro do peito. Agora vejo com clareza que semelhantes se atraem, esta é uma verdade.

Pode ser que algum leitor, assim como eu, vai sentir o que estou sentindo ao ler este livro. O que vai acontecer após essa leitura só depende de cada um colocar em prática o amar, o agradecer e o perdoar, vivenciando tudo isso no dia a dia de seu cotidiano. Este livro ensina o que precisamos, então vamos aprender com a escritora. Ele nos traz emoções que tanto faz o leitor rir como chorar e também faz compreender que devemos levar nossa vida com muita seriedade.

Sabemos muito e também sabemos que temos que saber muito mais ainda para entender que o saber não ocupa lugar para mais aprendizado. Muito obrigada, Vera Lúcia, pelo seu livro.

Maria Aparecida Toledo

RESUMO N° 2

Esta obra nos faz refletir, de forma profunda, como estamos agindo em nosso cotidiano. Quais sentimentos, pensamentos e atitudes comandam nosso "destino"? Utilizando uma linguagem clara e objetiva, a autora nos faz repensar de que modo estamos experienciando esta vida. Temos vivenciado nossos sonhos, objetivos, experiências felizes ou apenas infortúnios, escassez, doenças?

No decorrer desta obra, a autora nos dá a "receita da felicidade". Ensina-nos e comprova por meio de suas experiências que, durante nossa trajetória, podemos alterar o rumo de nossa história apenas modificando nosso modo de sentir, pensar e agir. Alterando a forma como enxergamos os fatos que nos ocorrem, podemos vivenciar a paz ou o "inferno", alimentar o ódio, o rancor ou a harmonia, o amor.

O capítulo "Deus" é intrigante e apaixonante. É possível realmente se sentir filho de Deus! A autora expressa suas experiências com Deus com tanta veracidade e reverência que fica impossível não crer em Sua existência. Nesse capítulo, aprendemos a importância da gratidão a tudo e a todos, especialmente a Deus e aos nossos pais. Ele nos mostra também que Deus está dentro de nós e que nós somos Deus.

No capítulo "Universo", vemos a perfeita criação de Deus, onde tudo está em seu respectivo lugar, expressando a perfeita Ordem Divina. Esse capítulo nos faz refletir sobre a importância de manter essa Ordem para que não soframos as consequências da desordem. Percebemos que a ordem "Deus", "Natureza" e "Homem" é o que mantém o equilíbrio e o progresso da Vida como um todo, e que não respeitar essa ordem nos trará caos e destruição.

No capítulo “Homem”, aprendemos na prática como vivenciar o “Modo Feliz de Viver” pregado pela Seicho-no- Ie. Nesse capítulo, utilizando sempre suas experiências, a autora demonstra a capacidade infinita que o ser humano tem de se superar, de vencer os obstáculos e enfrentar as adversidades da vida. Lembra-nos de que tudo depende de uma mudança de atitude e de escolhas assertivas para que, com isso, possamos modificar tudo a nossa volta e, dessa forma, vivenciarmos todas as heranças de Deus: Vida, Harmonia, Alegria, Sabedoria, Amor e Provisão.

Maria Eliene Silva Carvalho,
em março de 2022

PREFÁCIO

"A felicidade é construída por tudo que plantarmos no solo da mente. Plantemos flores para colhermos a felicidade."

(Vera Lúcia Cardoso Trindade)

Minha intenção em escrever este livro está em passar para os leitores tudo que eu vivenciei, aprendi, sofri, superei e conquistei. Enfim, conseguir chegar a um topo de minha vida que jamais pensaria que eu podia chegar.

Sinto-me a pessoa mais feliz do mundo, e que posso galgar muito mais ainda, porque descobri quem eu sou.

Contém neste livro a minha superação de vida em um coquetel de palavras, que preparei com muito carinho de tudo que aprendi. E consegui minha Paz Espiritual. Sou feliz, e posso assumir isso perante DEUS, que foi minha maior fonte de sabedoria quando O procurei.

Sei que nossa maior riqueza é saber que em nosso interior habita o Espírito de Deus. Com essa descoberta, todo ser humano pode chegar aonde quiser, só não chega se acabar a fé.

Meu caro leitor, pense grande, pense forte, acredite em você mesmo, pois dentro de você mora um ser Supremo que é como uma varinha mágica para realizar todos os seus desejos.

Todo ser humano deseja algo, você também tem grandes desejos. Sejam quais forem esses desejos, acredite neles, imagine todo percurso para ser realizado. Busque tudo que for preciso para realizá-los. A meta é foco, força e fé.

Crie mentalmente, faça o projeto no papel, trace seus objetivos e vá colocando em ação cada passo que deve ser dado até chegar aonde você quer.

Nunca pule um passo. Sempre dando o próximo passo e assim siga até o final sem nunca pensar que vai dar alguma coisa errada.

Seja taxativo. Tudo vai dar certo até o final, se não tiver pulado um passo de seu projeto, seja ele qual for: de vida, de uma casa, de uma viagem, de um carro, de uma faculdade, de um emprego e de publicar um livro assim como eu.

Tudo acontece conforme planejado na mente. Depois, passe para o papel, acredite, entre em ação e realize. Se você acreditou, você conquista, e se não acreditar vai falhar com toda certeza. Nunca duvide de você, porque você nasceu para dar certo, 100%. Não só você, mas todo ser humano criado por DEUS. Somos um projeto de DEUS. Na verdade, a vida é uma descoberta para cada pessoa, então procure se descobrir, leia seu manual de instrução e terá a certeza de que você é uma pessoa maravilhosa, que veio aqui para iluminar toda a humanidade, tendo bons sentimentos, pensando coisas positivas, fazendo coisas boas e falando verdadeiramente a verdade. Ser verdadeiro é procurar viver de acordo com a vontade de DEUS. E fazer tudo que DEUS faria se estivesse em seu lugar. DEUS tem só coisas boas pra oferecer a todos os seus filhos. E também viver com a maior alegria de todas.

E para viver uma vida que valha a pena, viva de acordo com os sentimentos de DEUS. Procure sempre fazer reflexões diárias para ver se está no caminho certo e assim por diante.

Ao ler um bom livro, vai tirar algo de bom, como eu sempre tirei, e aproveitar para colocar na prática diária. Na faculdade, tive uma professora que disse algo que eu nunca vou esquecer: "O professor só precisa ensinar o aluno a ler e escrever, o resto ele busca."

Pura verdade, porque só por meio de leituras é que se adquire conhecimento, e o conhecimento é a sua maior riqueza. E com experiência e conhecimento se adquire a sabedoria.

A sabedoria vem de DEUS. E se atingirmos essa sabedoria, saberemos onde pisar e o que fazer em qualquer ocasião. Seremos firmes e fortes em tudo. Confiantes na certeza de um futuro rumo à felicidade.

Eu tinha uma preguiça mental e jamais terminava de ler um livro. Depois que encontrei um livro que me mostrou o que eu precisava para atingir meus objetivos, nunca mais parei de ler um dia sequer. Todos os dias, faço a leitura de pelo menos dez páginas de um bom livro.

Os países mais desenvolvidos editam livros de bolso para serem lidos em qualquer intervalo de tempo, porque o tempo não se recupera. "Você voltaria um minuto atrás de sua vida?" Tenho certeza que não. Então, aproveite cada segundo de sua vida, e quando nada tiver a fazer, pegue um bom livro como este e leia. O conhecimento está em toda parte. Mas nada nos dá mais conhecimentos que os livros.

Toda pessoa bem estruturada tem o vício da leitura. Coloque isso em prática, porque é por isso que estou aqui neste momento escrevendo este livro que, com certeza, vai acrescentar um pouco mais ao seu conhecimento.

Eu desde já agradeço a você, caro leitor, por estar neste momento lendo este livro, e acredite que, se você ler muito, vai ter tanta coisa para contar, que só escrevendo um livro no mínimo. É uma maravilha mostrar o seu interior e o seu aprendizado.

Este livro contém coisa jamais falada por mim. Um desabafo de dentro para fora. Mas uma verdade tão maravilhosa que não cabe dentro de mim é essa felicidade que estou sentindo. É a maior riqueza que estou experienciando.

Minha intenção é fazer valer o valor de cada um de nós, independentemente da vida que estamos levando. Porque cada um é aquilo que sente, pensa, fala e vive.

Eu, você, caro leitor, e qualquer ser humano tem o valor maior do mundo. Valorize-se, busque somente o bem, o bom e o belo e terá a felicidade de verdade.

Vera Lúcia Cardoso Trindade

AGRADECIMENTOS A DEUS

MUITO OBRIGADA, DEUS. MUITO OBRIGADA, DEUS E MUITO OBRIGADA, DEUS. MUITO OBRIGADA, DEUS. MUITO OBRIGADA, DEUS E MUITO OBRIGADA, DEUS. MUITO OBRIGADA, DEUS. MUITO OBRIGADA, DEUS E MUITO OBRIGADA, DEUS. MUITO OBRIGADA, DEUS. MUITO OBRIGADA, DEUS E MUITO OBRIGADA, DEUS. MUITO OBRIGADA, DEUS. MUITO OBRIGADA, DEUS E MUITO OBRIGADA, DEUS. MUITO OBRIGADA, DEUS. MUITO OBRIGADA, DEUS E MUITO OBRIGADA, DEUS. MUITO OBRIGADA, DEUS. MUITO OBRIGADA, DEUS E MUITO OBRIGADA, DEUS.

MUITO OBRIGADA, DEUS. MUITO OBRIGADA, DEUS E MUITO OBRIGADA, DEUS. MUITO OBRIGADA, DEUS. MUITO OBRIGADA, DEUS E MUITO OBRIGADA, DEUS. MUITO OBRIGADA, DEUS. MUITO OBRIGADA, DEUS E MUITO OBRIGADA, DEUS. MUITO OBRIGADA, DEUS. MUITO OBRIGADA, DEUS E MUITO OBRIGADA, DEUS. MUITO OBRIGADA, DEUS. MUITO OBRIGADA, DEUS E MUITO OBRIGADA, DEUS. MUITO OBRIGADA, DEUS. MUITO OBRIGADA, DEUS E MUITO OBRIGADA, DEUS. MUITO OBRIGADA, DEUS. MUITO OBRIGADA, DEUS E MUITO OBRIGADA, DEUS. MUITO OBRIGADA, DEUS. MUITO OBRIGADA, DEUS E MUITO OBRIGADA, DEUS. MUITO OBRIGADA, DEUS. MUITO OBRIGADA, DEUS E MUITO OBRIGADA, DEUS. MUITO OBRIGADA, DEUS. MUITO OBRIGADA, DEUS E MUITO OBRIGADA, DEUS.

AGRADECIMENTOS AOS NOSSOS ANTEPASSADOS

MUITO OBRIGADA, ANTEPASSADOS.

MUITO OBRIGADA, ANTEPASSADOS.

MUITO OBRIGADA, ANTEPASSADOS.

MUITO OBRIGADA, ANTEPASSADOS.

MUITO OBRIGADA, ANTEPASSADOS.

MUITO OBRIGADA, ANTEPASSADOS.

MUITO OBRIGADA, ANTEPASSADOS.

MUITO OBRIGADA, ANTEPASSADOS.

MUITO OBRIGADA, ANTEPASSADOS.

MUITO OBRIGADA, ANTEPASSADOS.

MUITO OBRIGADA, ANTEPASSADOS.

MUITO OBRIGADA, ANTEPASSADOS.

MUITO OBRIGADA, ANTEPASSADOS.

MUITO OBRIGADA, ANTEPASSADOS.
MUITO OBRIGADA, ANTEPASSADOS.
MUITO OBRIGADA, ANTEPASSADOS.
MUITO OBRIGADA, ANTEPASSADOS.
MUITO OBRIGADA, ANTEPASSADOS.
MUITO OBRIGADA, ANTEPASSADOS.
MUITO OBRIGADA, ANTEPASSADOS.
MUITO OBRIGADA, ANTEPASSADOS.
MUITO OBRIGADA, ANTEPASSADOS.
MUITO OBRIGADA, ANTEPASSADOS.
MUITO OBRIGADA, ANTEPASSADOS.
MUITO OBRIGADA, ANTEPASSADOS.
MUITO OBRIGADA, ANTEPASSADOS.
MUITO OBRIGADA, ANTEPASSADOS.
MUITO OBRIGADA, ANTEPASSADOS.
MUITO OBRIGADA, ANTEPASSADOS.
MUITO OBRIGADA, ANTEPASSADOS.
MUITO OBRIGADA, ANTEPASSADOS.
MUITO OBRIGADA, ANTEPASSADOS.
MUITO OBRIGADA, ANTEPASSADOS.

AGRADECIMENTOS AO PAPAI

MUITO OBRIGADA, PAPAI. MUITO OBRIGADA, PAPAI E MUITO OBRIGADA, PAPAI. MUITO OBRIGADA, PAPAI. MUITO OBRIGADA, PAPAI E MUITO OBRIGADA, PAPAI. MUITO OBRIGADA, PAPAI. MUITO OBRIGADA, PAPAI E MUITO OBRIGADA, PAPAI. MUITO OBRIGADA, PAPAI. MUITO OBRIGADA, PAPAI E MUITO OBRIGADA, PAPAI. MUITO OBRIGADA, PAPAI. MUITO OBRIGADA, PAPAI E MUITO OBRIGADA, PAPAI. MUITO OBRIGADA, PAPAI. MUITO OBRIGADA, PAPAI E MUITO OBRIGADA, PAPAI. MUITO OBRIGADA, PAPAI. MUITO OBRIGADA, PAPAI E MUITO OBRIGADA, PAPAI.

MUITO OBRIGADA, PAPAI. MUITO OBRIGADA, PAPAI E MUITO OBRIGADA, PAPAI. MUITO OBRIGADA, PAPAI. MUITO OBRIGADA, PAPAI E MUITO OBRIGADA, PAPAI. MUITO OBRIGADA, PAPAI. MUITO OBRIGADA, PAPAI E MUITO OBRIGADA, PAPAI. MUITO OBRIGADA, PAPAI. MUITO OBRIGADA, PAPAI E MUITO OBRIGADA, PAPAI. MUITO OBRIGADA, PAPAI. MUITO OBRIGADA, PAPAI E MUITO OBRIGADA, PAPAI. MUITO OBRIGADA, PAPAI. MUITO OBRIGADA, PAPAI E MUITO OBRIGADA, PAPAI. MUITO OBRIGADA, PAPAI. MUITO OBRIGADA, PAPAI E MUITO OBRIGADA, PAPAI. MUITO OBRIGADA, PAPAI. MUITO OBRIGADA, PAPAI E MUITO OBRIGADA, PAPAI. MUITO OBRIGADA, PAPAI. MUITO OBRIGADA, PAPAI E MUITO OBRIGADA, PAPAI. MUITO OBRIGADA, PAPAI. MUITO OBRIGADA, PAPAI E MUITO OBRIGADA, PAPAI.

AGRADECIMENTOS À MAMÃE

MUITO OBRIGADA, MAMÃE. MUITO OBRIGADA, MAMÃE E MUITO OBRIGADA, MAMÃE.

MUITO OBRIGADA, MAMÃE. MUITO OBRIGADA, MAMÃE E MUITO OBRIGADA, MAMÃE.

MUITO OBRIGADA, MAMÃE. MUITO OBRIGADA, MAMÃE E MUITO OBRIGADA, MAMÃE.

MUITO OBRIGADA, MAMÃE. MUITO OBRIGADA, MAMÃE E MUITO OBRIGADA, MAMÃE.

MUITO OBRIGADA, MAMÃE. MUITO OBRIGADA, MAMÃE E MUITO OBRIGADA, MAMÃE.

MUITO OBRIGADA, MAMÃE. MUITO OBRIGADA, MAMÃE E MUITO OBRIGADA, MAMÃE.

MUITO OBRIGADA, MAMÃE. MUITO OBRIGADA, MAMÃE E MUITO OBRIGADA, MAMÃE.

MUITO OBRIGADA, MAMÃE. MUITO OBRIGADA, MAMÃE E MUITO OBRIGADA, MAMÃE.

MUITO OBRIGADA, MAMÃE. MUITO OBRIGADA, MAMÃE E MUITO OBRIGADA, MAMÃE.

MUITO OBRIGADA, MAMÃE. MUITO OBRIGADA, MAMÃE E MUITO OBRIGADA, MAMÃE.

MUITO OBRIGADA, MAMÃE. MUITO OBRIGADA, MAMÃE E MUITO OBRIGADA, MAMÃE.

AGRADECIMENTOS A TODAS AS COISAS DO CÉU E DA TERRA

MUITO OBRIGADA, TODAS AS COISAS DO CÉU E DA TERRA. MUITO OBRIGADA. MUITO OBRIGADA, TODAS AS COISAS DO CÉU E DA TERRA. MUITO OBRIGADA. MUITO OBRIGADA, TODAS AS COISAS DO CÉU E DA TERRA. MUITO OBRIGADA. MUITO OBRIGADA, TODAS AS COISAS DO CÉU E DA TERRA. MUITO OBRIGADA. MUITO OBRIGADA, TODAS AS COISAS DO CÉU E DA TERRA. MUITO OBRIGADA. MUITO OBRIGADA, TODAS AS COISAS DO CÉU E DA TERRA. MUITO OBRIGADA. MUITO OBRIGADA, TODAS AS COISAS DO CÉU E DA TERRA. MUITO OBRIGADA.

MUITO OBRIGADA, TODAS AS COISAS DO CÉU E DA TERRA. MUITO OBRIGADA. MUITO OBRIGADA, TODAS AS COISAS DO CÉU E DA TERRA. MUITO OBRIGADA. MUITO OBRIGADA, TODAS AS COISAS DO CÉU E DA TERRA. MUITO OBRIGADA. MUITO OBRIGADA, TODAS AS COISAS DO CÉU E DA TERRA. MUITO OBRIGADA. MUITO OBRIGADA, TODAS AS COISAS DO CÉU E DA TERRA. MUITO OBRIGADA. MUITO OBRIGADA, TODAS AS COISAS DO CÉU E DA TERRA. MUITO OBRIGADA. MUITO OBRIGADA, TODAS AS COISAS DO CÉU E DA TERRA. MUITO OBRIGADA. MUITO OBRIGADA, TODAS AS COISAS DO CÉU E DA TERRA. MUITO OBRIGADA. MUITO OBRIGADA, TODAS AS COISAS DO CÉU E DA TERRA. MUITO OBRIGADA. MUITO OBRIGADA, TODAS AS COISAS DO CÉU E DA TERRA. MUITO OBRIGADA.

AGRADECIMENTOS AO UNIVERSO

MUITO OBRIGADA, UNIVERSO. MUITO OBRIGADA, UNIVERSO E MUITO OBRIGADA, UNIVERSO.

MUITO OBRIGADA, UNIVERSO. MUITO OBRIGADA, UNIVERSO E MUITO OBRIGADA, UNIVERSO.

MUITO OBRIGADA, UNIVERSO. MUITO OBRIGADA, UNIVERSO E MUITO OBRIGADA, UNIVERSO.

MUITO OBRIGADA, UNIVERSO. MUITO OBRIGADA, UNIVERSO E MUITO OBRIGADA, UNIVERSO.

MUITO OBRIGADA, UNIVERSO. MUITO OBRIGADA, UNIVERSO E MUITO OBRIGADA, UNIVERSO.

MUITO OBRIGADA, UNIVERSO. MUITO OBRIGADA, UNIVERSO E MUITO OBRIGADA, UNIVERSO.

MUITO OBRIGADA, UNIVERSO. MUITO OBRIGADA, UNIVERSO E MUITO OBRIGADA, UNIVERSO.

MUITO OBRIGADA, UNIVERSO. MUITO OBRIGADA, UNIVERSO E MUITO OBRIGADA, UNIVERSO.

MUITO OBRIGADA, UNIVERSO. MUITO OBRIGADA, UNIVERSO E MUITO OBRIGADA, UNIVERSO.

MUITO OBRIGADA, UNIVERSO. MUITO OBRIGADA, UNIVERSO E MUITO OBRIGADA, UNIVERSO.

MUITO OBRIGADA, UNIVERSO. MUITO OBRIGADA, UNIVERSO E MUITO OBRIGADA, UNIVERSO.

RECONHECIMENTO DO TÍTULO DE FILHA DE DEUS

SOU FILHA DE DEUS. SOU FILHA DE

DEUS. SOU FILHA DE DEUS.

Como visto nas páginas anteriores, escrevi agradecendo e você, caro leitor, leu agradecendo. Digo-lhe que já praticamos gratidão nas principais coisas de nossa vida. Prática que aprendi na Seicho-No-Ie.

Então, vamos continuar agradecendo a todas as coisas que são muito importantes em nossa vida, pois sem agradecer a elas não vamos conseguir chegar a lugar nenhum.

O agradecimento é o melhor sentimento para captar a sabedoria de DEUS. Vou começar a agradecer à Vida, a mim, a você, que quando estiver lendo também estará praticando a gratidão. Muito obrigada, Vida. Muito obrigada, ar. Muito obrigada, água. Muito obrigada, natureza. Muito obrigada, plantas. Muito obrigada, mares. Muito obrigada, animais. Muito obrigada, todas as pessoas. Muito obrigada, todas as coisas. Muito obrigada, todos os fatos. Muito obrigada, famílias. Muito obrigada, irmãos. Muito obrigada, filhos. Muito obrigada, parentes. Muito obrigada, amigos. Muito obrigada, vizinhos. Muito obrigada, transportes. Muito obrigada, residências. Muito obrigada, utensílios. Muito obrigada, móveis. Muito obrigada, vestuários. Muito obrigada, alimentos. Muito obrigada, meu País. Muito obrigada, minha terra natal. Muito obrigada, minha Federação. Muito obrigada, governantes. Muito obrigada, agentes da educação. Muito obrigada, agentes da saúde. Muito obrigada, agentes da religião. Muito obrigada, nossos colaboradores no dia a dia. Muito obrigada, jornais. Muito obrigada, redes de comunicação. Muito obrigada, Sol. Muito obrigada, chuva. Muito obrigada, arco-íris. Muito obrigada, Lua. Muito obrigada, nuvens. Muito obrigada, sistema solar. Muito obrigada, continentes. Muito obrigada, amor. Muito obrigada, agricultores. Muito obrigada, máquinas. Muito obrigada, equipamentos. Muito obrigada, solo. Muito obrigada, bactérias. Muito obrigada, saúde. Muito obrigada, harmonia. Muito obrigada, alegria. Muito obrigada, prosperidade. Muito obrigada, riqueza. Muito obrigada, felicidade. Muito obrigada, bondade. Muito obrigada, paz espiritual. Muito obrigada, olhos. Muito obrigada, cabelos. Muito obrigada, dentes. Muito obrigada, língua. Muito obrigada, saliva. Muito obrigada, cílios. Muito obrigada, gengiva. Muito obrigada, estômago. Muito obrigada, pulmões. Muito obrigada, rins. Muito obrigada, coração. Muito obrigada, fígado. Muito obrigada, intestinos. Muito obrigada, pele. Muito obrigada, sangue. Muito obrigada, veias. Muito obrigada, netos. Muito obrigada, bisnetos. Muito obrigada, garis. Muito obrigada, signos. Muito obrigada, anos. Muito obrigada, dias. Muito obrigada, meses. Muito obrigada, semanas. Muito obrigada, dedos. Muito obrigada, pelos. Muito obrigada, nervos. Muito obrigada, braços. Muito obrigada, órgãos genitais. Muito obrigada, pernas. Muito obrigada, ossos. Muito obrigada, unhas. Muito obrigada, bumbum. Muito obrigada, barriga. Muito obrigada, joelhos. Muito obrigada, pé. Muito obrigada, esôfago. Muito obrigada, faringe. Muito obrigada, placenta da minha mãe.

Muito obrigada, laringe. Muito obrigada, coluna vertebral. Muito obrigada, carne. Muito obrigada, retina. Muito obrigada, narinas. Muito obrigada, ouvidos. Muito obrigada, tímpanos. Muito obrigada, sobrancelhas. Muito obrigada, agentes de trabalhos. Muito obrigada a mim e muito obrigada a você que está lendo este livro. E ainda temos muito para agradecer. Obrigada a DEUS, antepassados, papai, mamãe, Universo, todas as pessoas, coisas e fatos. Como é bom agradecer.

Diante de tudo isso para agradecer, a maioria das pessoas da face da Terra sempre reclama mais do que agradece. Isso é porque não sabem que "quanto mais agradecemos, mais encontramos motivos para agradecer, e quanto mais reclamarmos, mais encontraremos motivos para reclamar". Reclamar é clamar mais, ou seja, pedir mais coisas indesejáveis. Jesus disse: "Aquele que tudo tem, tudo lhe será dado e aquele que nada tem, tudo lhe será tirado." É que na verdade temos tudo aquilo que agradecemos ou reconhecemos.

Está aí uma das receitas para a verdadeira felicidade. Coloque em prática e verá que agradecer é uma das práticas para alcançar a felicidade. A gratidão proporciona prazer em sentir. É um dos sentimentos para chegar mais perto de DEUS.

Ter gratidão por tudo é saber valorizar cada coisa e cada sentimento, por menor que seja. OBRIGADO é a palavra mais forte do Universo, conhecida como palavra mágica na Seicho-No-Ie. Às vezes, as pessoas não sabem que é de algo pequenino que se cria um mundo de coisas maravilhosas.

Valorize cada pontinho de sua vida e agradeça por estar vivo. Se você tem vontade de mudar seu modo de viver para cada vez melhor, antes de buscar qualquer entendimento, peça orientação a DEUS e busque conhecimento de qualquer leitura que fizer em bons livros.

Oh, meu DEUS, meu querido pai, me leve ao entendimento para meu aprimoramento espiritual. Oh, meu Pai, querido e amado, peço que me leve ao caminho da verdade, onde eu possa melhorar sempre e galgar o caminho da Luz, sempre protegido pelo seu amor e guiado pela sua sabedoria. Pai criador de todas as coisas, eu não posso, mas o Senhor tudo pode e sei que com certeza me ouve sempre e me leva a sério, então confio em vós os meus passos para cumprir minha missão. Muito obrigada por iluminar minha família, meus familiares, meus amigos, meus vizinhos, todas as pessoas, toda humanidade e, acima de tudo, por me guiar sempre.

Outro passo para a receita da felicidade está na prática do elogio.

Começo por mim escrevendo e você vai praticar lendo. Assim, sentirá como eu sinto com tudo que for elogiando. Eu sou uma filha de DEUS perfeita e maravilhosa, sou alegre, sou sadia, sou feliz, sou muito feliz, sou felicíssima, sou capaz, sou vencedora, sou um sucesso em pessoa, sou bonita, sou poderosa e vá se sentindo igual a mim, porque você também é tudo que vou escrever. Sou rica, sou harmoniosa, sou honesta, sou correta, sou benquista por todos, sou uma escritora famosa, sou boa filha, sou boa esposa, sou boa mãe, sou boa amiga, sou uma profissional de primeira, sou organizada, sou carinhosa, sou amada por todos, sou Espírito de DEUS. Para fazer manifestar somente coisas boas em seu marido, em você e nos seus filhos, você pode confeccionar um diário de elogios em um caderno e todos os dias encher uma folha de elogios para cada pessoa da família, incluindo você.

Assim, você vai se tornando tudo que escreveu em seu diário.

Vamos continuar: sou grandiosa, tenho compaixão, sou ótima em tudo que faço. Mas primeiro temos que ser bons filhos, pois diz o ditado que "quem é bom filho é bom tudo". Continuando, afirmo que sou inteligente, sou sexy, sou querida, sou forte, sou automanifestação de DEUS, sou Vida de DEUS, sou uma grande mulher, eu posso, eu consigo, eu faço porque sou uma filha de DEUS poderosa. Tudo vai dar certo sempre. Sou sortuda, sou a melhor filha do mundo, sou a melhor esposa do mundo, sou a melhor mãe do mundo, tenho tudo de que necessito na hora exata e nada me falta. Penso somente coisas positivas, acredito em DEUS acima de tudo, acredito em mim mesma, a minha autoestima anda sempre em alta, coisas negativas jamais se aproximam de mim, sou bela, sou fervorosa, sou dedicada, eu e você somos um só, eu me amo, eu me aceito, eu me reverencio, eu me mereço, eu me agradeço.

Acredito na força criadora da palavra. Crio meu destino com bons sentimentos, bons pensamentos, boas palavras e bons atos.

Meu dever é ser feliz por isso sou muito feliz, tudo já pertence a mim, eu mereço a felicidade, eu recebo a felicidade e eu sou muito feliz e agradeço a DEUS por tanta felicidade. A felicidade está dentro de mim.

Eu sou a mais alta manifestação de DEUS. Eu sou a felicidade em pessoa. Diga para você o que realmente gostaria de ouvir e diga também para os outros somente coisas boas. Complete a frase EU SOU ________________.

Com muito amor e gratidão, eu me curvo diante do senhor DEUS, diante de tanta felicidade que sinto e lhe digo: "SENHOR MEU DEUS E MEU PAI, MEU TUDO, MUITO OBRIGADA!"

1 DEUS

Vou começar este livro com o criador de tudo que existe, pois se não fosse DEUS, não estaria aqui e agora, eu, passando a felicidade que sinto para todos.

Do meu ponto de vista, ninguém nem nada vive sem depender de nosso Pai, o Criador. Sabemos que existem suas leis e que devemos cumpri-las rigorosamente se quisermos ser felizes de verdade. O que aprendi é que quem não obedece ao criador, "cria a dor".

Todos os seres viventes criados por DEUS são perfeitos e têm uma missão a cumprir aqui na Terra. Se analisarmos bem, até mesmo os insetos tão pequeninos têm sua missão que, ao cumprir, desaparecem. DEUS é lei que comanda o Universo, nada existe que não foi criado por DEUS. O que DEUS não criou é irrealidade, é imperfeição. O homem nada cria, tudo já existe. Nós, seres humanos, sintonizamos as ideias criadas por DEUS.

Os animais, por não raciocinarem, vivem em obediência às leis divinas. Eles não sabem o que é certo ou errado, mas respeitam as leis, pois os animais do dia cumprem corretamente seus horários: às seis horas da manhã já estão despertos para cumprir sua missão, às seis horas da tarde já estão se recolhendo.

Mesmo que o homem mude o horário, os animais do dia só obedecem ao horário da natureza. Tomamos como exemplo as aves do dia, como galinha e pássaros, e as da noite, como a coruja, que só sai à noite. Os insetos do dia, como gafanhotos e borboletas, que só saem durante o dia, e as baratas, os pernilongos, etc., que só saem à noite. Durante o dia, raramente vemos um.

Este exemplo prova que DEUS criou o ser humano também perfeito para cumprir sua missão. Diante disso, fica bem claro que não existe imperfeição no mundo criado por DEUS.

As imperfeições existentes como o sofrimento, o mal, a impureza, a dor, a doença, são criadas pelo homem em sua desobediência às leis divinas. Quando o homem se conscientizar de que no ser humano não pode haver desarmonia de espécie alguma, este mundo será perfeito como DEUS o criou.

A harmonia é a base de uma vida saudável, próspera e feliz, então procure harmonizar-se com todas as pessoas, coisas e fatos do céu e da terra. Muitas vezes, ouvi algumas pessoas duvidarem da existência de DEUS, mesmo não tendo profundo conhecimento como hoje tenho em relação a DEUS. Eu me ofendia quando ouvia frases como "Deus não existe", "Quando minha mãe morreu, Deus estava de férias". Essa é sua, meu cunhado.

Sempre reclamei com você sobre isso! "Deus fez este mundo errado", e sempre colocando a culpa em DEUS. Têm pessoas que não batem em DEUS porque não o veem. Já vi de tudo, até encenação com a imagem de DEUS. Eu só tenho a dizer que eu vivo porque DEUS vive em mim.

A verdade é que o ser humano só não bate em DEUS porque não o vê, condena DEUS até pela sua passagem na Terra. Algo deu errado, a culpa é de DEUS.

Já imaginou se DEUS tirasse férias? Se DEUS não existisse? Quem ficaria no lugar dele nas férias? Quem existiria no lugar dele?

Hoje tenho certeza de que DEUS não dorme, nem muito menos descansa um só segundo desde que o mundo é mundo. Se DEUS der uma descansadinha, já imaginou quantas coisas parariam, quantos corações deixariam de bater? E o que seria deste Universo se ficasse um segundo sem nosso Pai protetor de tudo e de todos? Se nos conscientizarmos de que somos FILHOS DE DEUS, e que DEUS é o Pai de todos, brotará naturalmente um sentimento de amor por tudo e por todos, pois o amor não é uma obrigação nem dever e, sim, um sentimento natural que devemos ter para com todas as pessoas e coisas e, acima de tudo, com DEUS, sendo o mais sublime dos sentimentos que DEUS criou.

Quando as pessoas se amarem mutuamente e se conscientizarem de que todos nós temos o mesmo Espírito, e que todos nós somos um só perante DEUS, este mundo assim mesmo como está poderá se tornar um paraíso. Porque o mundo está perfeito como DEUS criou. Quem precisa mudar são as pessoas para fazerem manifestar a perfeição criada por DEUS.

O que existe de errado neste mundo, acredite, não foi DEUS quem criou e, sim, o homem com sua própria mente em ilusão, porque DEUS não criou a guerra para buscar a paz e, sim, o amor que vence o ódio, a verdade que destrói a mentira e a luz que ilumina as trevas.

Só encontramos DEUS em tudo que é perfeito, pois tudo criado por ele é perfeito e infinito, o amor, a vida, a sabedoria, a alegria, a harmonia, a riqueza, a beleza, o oceano, o mundo, a proteção, etc.

DEUS é Pai, mãe, amigo, irmão, protetor e tudo de que precisamos para vivermos felizes. Sempre que precisamos de DEUS, Ele está em todo lugar bem perto de nós, ou seja, no nosso interior.

Vou relatar um pouco da minha vida, quando achava que DEUS não me protegia como eu merecia, mas antes peço que Ele me perdoe, porque eu não sabia como buscar o amor de DEUS.

Sempre acreditei em sua existência, pois tudo o que lhe pedia era atendida, mas quando acontecia algo errado achava que DEUS tinha me abandonado. Só não sabia que tudo o que acontecia era por culpa dos meus pensamentos negativos, do temor, da desarmonia, do egoísmo, dos ciúmes, da insatisfação, das mágoas, da vingança, entre outros.

Graças à Seicho-No-Ie, uma filosofia de vida, hoje minha religião, em uma oração com o título de "Revelação divina da grande harmonia", que começa assim: "Reconcilia-te com todas as coisas do céu e da terra, quando se efetivar a reconciliação com todas as coisas do céu e da terra, tudo será teu amigo, quando todo Universo se tornar teu amigo coisa alguma do Universo poderá causar-te danos."

É verdade. Quando compreendi que não estava em harmonia com minha família e meus familiares, meus pais, marido e irmãos, como DEUS ia se manifestar em minha vida?

Mesmo agradecendo a DEUS, eu não estava vivendo conforme a vontade dele. Porque eu nem sequer agradecia aos meus amados pais, que tanto lutaram para me criar e, sobretudo, eu não tinha nenhum sentimento de gratidão a minha terra natal.

Se DEUS me fez nascer naquela cidade, eu tinha de ser grata a minha amada Cruz das Almas e principalmente agradecer do fundo do meu coração aos meus queridos pais. Obrigada, pai. Obrigada, mãe. Eu amo os senhores do fundo do meu coração.

Meus olhos estão rasos d'água porque é a primeira vez que digo para o mundo que eu amo os meus pais. Tenho vontade de gritar bem alto: "Pai, eu te amo! Mãe, eu te amo!" Comecei a sentir gratidão aos meus pais, a me arrepender daquela maneira como os tratava, às vezes desobedecia, chegando até a reclamar de muitas coisas sem importância.

Muitas pessoas não têm pais e outras nem os conhecem. E eu tenho o melhor pai e a melhor mãe do mundo, e nunca tinha agradecido a DEUS pelos meus pais.

Hoje que estou distante tenho uma vontade louca de abraçar e dizer o quanto eu gosto deles. Agradeço todos os dias, mesmo de longe: "Obrigada, DEUS. Obrigada, pai. Obrigada, mãe.".

Não só agradeço a DEUS e a meus pais e, sim, a tudo que tenho ao meu marido, FILHO DE DEUS maravilhoso. Obrigada. Muito obrigada do fundo da minha alma. Não sei o que seria de mim sem você, meu grande amor. Obrigada também às nossas filhas, que são as melhores do mundo e uma grande dádiva que recebemos de DEUS. São a alegria de nosso lar. Agradeço também a nossa união, que sei que é abençoada por DEUS, enfim somos hoje uma família feliz e com muita fé em DEUS.

Hoje eu não passo um minuto sem ficar com o pensamento voltado para o Pai. Tudo o que penso é o próprio pensamento de DEUS. A todo instante, eu estou conversando com DEUS. Só tem uma coisa: só eu falo, conto as minhas tristezas e os meus problemas, os meus erros, choro e Ele nada diz, mas sinto que Ele está sempre comigo. Aí brota uma força dentro de mim e eu me sinto feliz, porque Ele não me reclamou, não disse que eu estava errada, não me julgou, só sei que quando eu fico triste Ele fica também. Por isso, começo a orar e tudo se transforma. Eu me desabafo, e a alegria toma conta de mim, então começo a agradecer. Desde que descobri que para ser feliz tem que agradecer e não reclamar, começo a agradecer a tudo e a todos.

Então eu comecei a agradecer a DEUS por tudo o que tenho. Em uma viagem de Salvador a Caldas Novas, em Goiás, falei mentalmente quarenta e duas mil e quinhentas vezes em um dia "Muito obrigada, DEUS". Às vezes, de tanto falar em DEUS, chegam a me dizer que estou maluca, que as pessoas que falam muito em DEUS são lelé da cuca. Mas uma coisa eu garanto, depois que coloquei DEUS em meu pensamento, desapareceram as tristezas e os problemas ficaram mais fáceis de resolver, doenças não existem mais. Para mim, às vezes, se vem alguma dor, eu chamo por DEUS e falo: "Oh, DEUS, tu que estás dentro de mim, passa a mão nesta dor." Daí a pouco, não sinto mais nada.

Hoje eu sou outra pessoa. Boa filha, boa esposa, boa mãe e tenho certeza de que sou boa em tudo. Minha vida é preenchida pelo amor de DEUS. Não me importa o que alguém ache ou deixe de achar, só sei que minha melhor companhia de todos os momentos é o meu Pai Eterno. Agradeço a Ele por estar comigo a todo instante.

Às vezes, penso nas pessoas que não têm fé em DEUS. E como será a vida de quem não acredita que DEUS existe? Sem saber que sua vida foi criada por DEUS para cumprir uma linda missão?

E muitos sofrem a vida toda sem saber quem são, de onde vieram, o que vieram fazer aqui, para onde vão. Jogam-se na vida sem controle de pensamentos, passam a pensar que são seres insignificantes, que nada merecem da vida, e não se entregam aos sentimentos de DEUS e, como consequência, tornam-se infelizes por não quererem manifestar o amor, a humildade, o perdão e a gratidão, que são os sentimentos que mais aproximam o filho do Pai Eterno.

Aquele que tem ilusão de doença, se amar e agradecer a tudo e a todos, com certeza a cura será rápida, porque o amor e a gratidão são os sentimentos que entram em sintonia com DEUS.

Não limitemos DEUS, que vive dentro de cada um de nós. Porque para DEUS não tem limite. O limite do DEUS que habita em seu interior é dado somente por você.

Os que se harmonizam são aqueles que imediatamente recebem as ondas curativas de DEUS. Eu sempre acreditei em DEUS, mas não sabia que era tão fácil me tornar uma só com Ele, como hoje me sinto. Tenho uma intimidade com Ele tão grande que tudo que é meu eu entrego em suas mãos, tudo o que eu faço é para Ele, se saio de casa é Ele que me guia para onde devo ir.

Sei que tudo o que tenho é de DEUS, e continuo usando tudo Dele como se fosse meu. Como Ele é o meu pai, tudo que Ele possui é meu também. Como será a vida de uma pessoa que vive sem a luz de DEUS se a nossa vida é a própria vida de DEUS, é o próprio Espírito de DEUS, a manifestação do amor de DEUS?

Se nós somos filhos de DEUS, também somos deuses, não acham? Vou explicar: somos Espíritos, e Espírito é DEUS, por que não acreditarmos que também somos um deus?

Como diz o ditado, "filho de peixe, peixinho é", então filho de DEUS também é deus. Aí vão questionar se existe DEUS imperfeito como o ser humano, eu respondo: Não, porque DEUS criou tudo perfeito, e fez o homem a sua imagem e semelhança, só que não obriga ninguém a ser perfeito como ele o criou, e deu livre poder de viver a cada um de nós.

Aquele que o obedecer, ou melhor, cumprir a missão conforme a sua vontade, aqui na Terra terá uma felicidade completa e após a morte terá no mundo espiritual um lugar adequado ao seu comportamento.

E aquele que não se purifica não se eleva nem cresce espiritualmente e, além de não conseguir ser feliz aqui na Terra, vai ingressar também para o mundo espiritual, mas sofrendo com as consequências do que fez nesta vida e vindo a renascer sofrendo para purificar os carmas ou pensamentos e atitudes negativas praticadas em outras vidas e também nesta vida. Têm pessoas aqui na Terra que criam carmas negativos para dezenas ou até mesmo centenas de gerações. São aqueles que não conhecem a verdade que nos liberta.

Jamais devemos pensar que quem morreu acabou. Quem morre é o corpo e não o Espírito. O espírito não morre, porque Espírito é DEUS. Deus não criou a morte, a vida é eterna. E também livre de escolha por um feliz ou infeliz destino. Por isso, cada ser humano vive da maneira que desejar, manifesta DEUS bom ou mau, feliz ou infeliz, alegre ou triste, pobre ou rico, doente ou sadio.

Nesta vida, tudo pode ser da maneira que quisermos, mas devemos saber que quando nascemos já temos carmas de vidas passadas para resgatar e que destes também dependerá o nosso destino.

Só que existem atos como a bondade, a gratidão, o amor e o perdão, que podemos transcender e eliminar quaisquer atos que prejudiquem nossa total e eterna felicidade. Digo total e eterna felicidade porque DEUS criou o homem para ser feliz e viver eternamente no paraíso, sem doenças, pobreza, tristezas e problemas, mas o próprio homem, com sua força mental e o livre-arbítrio, contrariando DEUS, está se autodestruindo.

A começar pela natureza, com a poluição, o desmatamento, a guerra e a dispensa de mão de obra humana, substituindo o homem pelas máquinas, sendo que o trabalho físico é vital para o homem. A ordem do Universo é "DEUS, NATUREZA E HOMEM". Mas infelizmente, com a busca sem controle, ou seja, a disputa de bens materiais, o homem vê somente a ordem "homem, homem e homem". O ser humano destrói a natureza em seu benefício próprio sem se preocupar com a vida das plantas, dos animais e até mesmo a vida humana. Não se coloca no lugar do outro e vai fazendo tudo centrado em si próprio. É o fracasso humano. Temos que viver aqui e agora com o sentimento de que eu e o outro somos um para DEUS. E aqui viemos para viver em harmonia, um ajudando o outro que DEUS ajuda todos.

Minha felicidade depende de eu fazer feliz o maior número de pessoas. Essa é a condição para o ser humano ser feliz.

O ser humano é uma fonte de energia e quanto mais trabalha mais energia ganha. A maioria não conhece a fonte inesgotável de energia que existe no ser humano, porque DEUS não se esqueceu de nada em sua criação e nos deixou tudo em abundância e fartura para que não nos falte nada.

Cada um de nós já tem tudo desde quando nascemos, e para que seja manifestado teremos que primeiro buscar o amor de DEUS, e o resto nos será acrescentado. DEUS é rico. Nós também somos ricos, é só acreditar que ele deixou riquezas infinitas para todos os seus filhos, sem distinção. Aqueles que se tornam um só com Ele possuem a verdadeira riqueza.

Hoje eu sei que sou rica, pois a verdadeira riqueza aparece de acordo com a necessidade e em abundância, como a água na hora da sede. Riqueza não é acúmulo de bens na declaração de Imposto de Renda nem fortuna de dinheiro em contas bancárias. Riqueza é tudo de que precisamos a cada momento da vida. Ela aparece na hora e no lugar certos.

Um exemplo, a saúde. Adianta ter muito dinheiro no banco e uma riqueza de bens imóveis se não tiver saúde? Para alcançarmos a riqueza material, primeiro temos de alcançar a riqueza espiritual, que é aquela que está dentro de nós, bem no nosso âmago, que Jesus chamou de "Reino de DEUS".

Sem essa riqueza, não conseguimos uma vida plena de alegria, harmonia, saúde, enfim, a verdadeira felicidade.

A humanidade hoje vive em conflito porque se esqueceu da beleza espiritual de cada um, sendo que todos os seres são um só espírito, a própria vida de DEUS que se aloja em cada um de nós.

Se nos conscientizarmos de que nenhum ser humano é isolado um do outro, e que somos regidos pela mesma energia, seremos mais unidos. A união é um dos sentimentos mais nobres que devemos ter para com o próximo.

Para ter certeza de que amam o próximo, basta às pessoas se colocarem no lugar de cada um em qualquer situação, sempre trocar de lugar com o outro, isso é amar o próximo como a si mesmo. Sinta-se no lugar de quem nunca teve um lar, amor, carinho.

Se analisar a vida de qualquer delinquente, com certeza, a maioria nunca soube o que é ter prazer de ter algo parecido com um lar. Aí você diz para ele que a vida dele está errada. Pergunta para ele como foi criado. Se teve carinho de uma família, pai, mãe, irmãos e outros descendentes. Só então vai entender por que pessoas sofrem tanto. Simplesmente por não saberem o caminho certo, se jogando na vida e deixando-se levar do jeito que a vida quer. Você é que tem que querer uma vida que valha a pena viver. Escolha o que quer e como viver e confie em DEUS que ele providencia.

Devemos fazer deste mundo o lar de DEUS, e de toda a humanidade a família de DEUS. A família universal, todos de mãos dadas, vamos fazer deste mundo assim mesmo como é um verdadeiro paraíso, onde todos são filhos de um só pai. Diz um ditado que "aqui nada meu, nada seu é nosso e provisório", ou seja, enquanto estiver neste planeta abençoado por DEUS, chamado TERRA, aqui assim mesmo como é já é o melhor lugar do mundo. É paraíso. E o Brasil é o melhor país do Universo.

DEUS nos criou para vivermos felizes num verdadeiro lar de progresso infinito, onde nada nos faltará, tudo que é necessário aparece segundo a vontade de cada um. Onde todos devem esquecer mais o lado material e viver um pouco mais o lado espiritual. Com um olhar de irmandade.

Todo ser humano é regido pela vida real, espiritual, etérea, astral e material. Primeiro, deve buscar a vida espiritual, colocar DEUS em todos os seus passos, atos e pensamentos, pois ele está em todo lugar do Universo, mas não devemos nos esquecer de que ele está dentro de cada um de nós. Somos espíritos, somos parte de DEUS, então somos o próprio DEUS.

Quando eu descobri que existe um deus em meu interior e que tudo que penso, falo ou escrevo um dia se realiza, mudei os meus pensamentos, palavras e atos. Comecei a colocar no Universo bons pensamentos, boas palavras e bons atos.

Minha vida começou a mudar e hoje só me acontecem coisas boas. Tudo que eu projeto conforme a vontade de DEUS se realiza. Quando estou com a mente confusa, procuro serená-la com sentimentos de gratidão por meio das palavras MUITO OBRIGADA, DEUS que já cheguei a falar milhares de vezes por dia. Essas palavras de gratidão a DEUS são meu pequeno grande segredo para eliminar as vezes que reclamei, porque quando falamos um MUITO OBRIGADO, vai eliminando uma vez que reclamamos, e vai trocando um carma negativo lançado no Universo e plantando um positivo.

Antes de descobrir esta força em meu interior, eu era preenchida de insatisfações, reclamações, colocando sempre a culpa em alguém ou em alguma coisa, pois achava que eu estava certa em tudo que fazia, e tudo só dava errado.

É muito mais fácil colocar nossa culpa em uma pessoa por algo que fizemos do que admitir que erramos. "É culpa dos governantes, da situação econômica, do meu pai, da minha mãe." Identifiquei-me muito com a Seicho-No-Ie quando o mestre Masaharu Taniguchi fala que "tudo que acontece com você é responsabilidade somente sua e de mais ninguém".

Muitos colocam a culpa no inimigo, no diabo, no demônio ou até mesmo em outra pessoa, coisa ou fato.

Eu, você e o outro somos totalmente responsáveis pelo próprio destino. Só que são poucas as pessoas que admitem seus erros e se esquecem de que quem planta coisa boa colhe coisa boa.

Quem dá bondade recebe bondade. Como é bom descobrir que somos importantes, que temos o que reconhecemos e merecemos.

Eu queria mudar tudo e todos. Quando li um artigo cujo título era "Se eu mudar, tudo muda", vi que minha maneira de viver não era correta, pois só enxergava imperfeição em tudo, nas pessoas e em todas as coisas.

Segundo leis mentais, aquele que sofre da visão é porque não está querendo ver a perfeição criada por DEUS, ou alguém da família não está querendo "ver", "enxergar". Dois olhos maravilhosos para ver somente a beleza criada por DEUS.

Os olhos estão na nossa frente para não nos lembrarmos de olhar para trás, mas sempre seguir em frente. O passado não existe mais.

Então, com um sentimento de gratidão, procurei perdoar e agradecer àqueles que eu tinha como inimigos e fiz orações para recuperar a visão, pois enxergava muito pouco. Uma frase eu via uma grande palavra, não conseguia ler, hoje leio qualquer letra sem os óculos e agradeço profundamente a DEUS por fazer manifestar esta força infinita em meu interior.

Todos são FILHOS DE DEUS e possuem também essa força infinita para realizar tudo o que desejarem. Busquei DEUS com toda minha alma e em meu lar DEUS está presente em todo momento, porque na verdade ele está nos meus pensamentos. DEUS é tudo na vida de cada ser humano, busque-O.

E quando você conhecer o DEUS que existe dentro de você verá o tamanho do ser que você é. Ele é tudo que você procura, é o caminho para chegar à verdadeira felicidade. DEUS está em mim e está em você, é só querer descobrir esse ser que nos criou e ver que Ele somente quer a nossa felicidade. Busque-O e seja feliz de verdade.

Quer me ver triste é quando alguém me impede de falar de DEUS, quando me pede para orar em voz baixa ou para ouvir ou assistir a programas de DEUS em volume baixo.

Temos que gritar bem alto o quanto amamos esse nosso pai, dar glória e vivificar a cada segundo a vida de DEUS em nosso interior. Obrigada, DEUS, por existir em mim, e mais ainda por permitir que eu viva em ti. Por permitir que vos manifeste em mim. EU TE AMO, MEU DEUS. MEU DEUS, MEU TUDO.

2 UNIVERSO

DEUS criou o Universo completo de tudo, ar, água, lua, estrelas, céu, sol e planetas. Dentre eles está o Planeta Terra, paraíso de todos nós, lugar mais completo onde DEUS escolheu para projetar vidas e especialmente a vida humana.

E então, DEUS com sua sabedoria e com a palavra criou tudo necessário para formar um paraíso, o homem, as plantas, os animais e tudo necessário para a sobrevivência de cada espécie de vida.

A sabedoria de DEUS é tão sábia que ele criou primeiro o homem e deixou a mulher para criar depois. Já pensou se ele cria primeiro a mulher? É que nós mulheres somos tão exigentes que DEUS ia sofrer para criar o homem.

A mulher ia querer do jeito dela... alto, bonito, olhos verdes ou azuis, rico, isso assim, aquilo assim, e como ele conhece as suas filhas, então fez o homem primeiro e criou para cada homem uma mulher que o agradasse, e acho que os homens são menos detalhistas, embora alguns sejam perfeccionistas.

Segundo dizem alguns homens, as mulheres se embelezam para competir umas com as outras.

Nós, mulheres, devemos ser mais unidas. Minha opinião é que sou amiga de todas e acho que cada uma deve respeitar a simplicidade da outra. Aqui neste paraíso nada falta para sua criação.

A maior alegria de DEUS é que cada ser humano seja feliz de verdade, e eu posso dizer que sou feliz de verdade. Agradeço a DEUS pela oportunidade de ter conhecido a Seicho-No-Ie, que foi onde aprendi a agradecer e amar a tudo que existe no Universo.

Aprendi a experimentar todas as coisas que o Universo me oferece e agradecer mesmo que aparentemente seja uma coisa ruim. É para nosso aprendizado, por pior que seja. Agradeço. MUITO OBRIGADA. O paraíso é aqui e agora. Estou viva.

Obrigada, DEUS, a este Universo que o senhor criou. Já imaginou que só no planeta Terra onde vivemos foi o lugar onde DEUS deu o nome de paraíso e colocou cada um de nós?

Dizem que existe vida no fundo do mar, em outros planetas, embaixo da terra, mas para mim o que me importa é a minha vida, aqui neste momento, neste lugar onde DEUS meu criador me colocou, escrevendo este livro e realizando mais um sonho, que é o direito de cada ser humano.

Eu sou muito feliz e iluminada porque sou abençoada por DEUS. E voltando ao nosso planeta Terra, fico muito preocupada com a maneira de viver de nossa raça humana.

DEUS chamou o planeta Terra de paraíso. Neste paraíso, está tudo de que necessitamos para sermos felizes. Mas nosso planeta quer viver, respirar e ter saúde, porque ele tem vida como nós. E no momento ele tem problemas. Está doente, estressado, triste, chorando, desorientado e caminhando para o fim. Até mesmo vingativo. Estão falando que o planeta Terra está sendo vingativo, mas de que maneira? Com catástrofes que se manifestam em formas de tufões, terremotos, enchentes, temperaturas descontroladas, tsunamis, secas, doenças incuráveis, tempestades, um verdadeiro pandemônio para uns e para outros ainda é um paraíso, assim mesmo como é.

Aquele que observa o olho abençoado de DEUS considera aqui e agora neste lugar um paraíso e que esse é o olhar carinhoso de DEUS.

O olhar de DEUS hoje é além de carinhoso, é de piedade com o que o ser humano está fazendo com o planeta Terra. Ele se preocupa com cada vida que existe na terra. Eu tenho essa visão, porque o homem não está respeitando DEUS nem tampouco a irmã Natureza.

Antigamente, a reverência tinha uma ordem segundo as leis divinas. Primeiro DEUS, segundo a Natureza e terceiro o Homem. Hoje vemos certas situações em que o materialismo impera, que primeiro é o homem, segundo o homem e terceiro, o homem.

DEUS está decepcionado com seus filhos. O universo está triste. Sim, o universo está triste porque tem vida e nos fornece a energia em abundância que damos a ele.

Que tipo de energia você está enviando para o Universo? Ele vai lhe devolver em abundância. Se enviar energias positivas, vai receber coisas positivas em abundância. Se for o contrário, vai receber coisas negativas também em abundância.

Eu me sensibilizei com uma obra de arte da artista plástica Tereza Prado. Uma tela sua me chamou a atenção com sua pintura. Ela pintou o planeta Terra e Jesus Cristo abraçando-o e se vertendo em lágrimas. Ela revelou em meu entender que até DEUS está decepcionado e triste com o que está acontecendo com nosso planeta.

Mas se quisermos podemos salvar este paraíso porque temos o livre-arbítrio. Cada um pode fazer sua parte e ficar com sua consciência tranquila. Está em nossas mãos a recuperação do direito de viver de nossos descendentes.

Existe a luz para iluminar e precisamos dessa iluminação para iluminar não somente o Planeta Terra, mas todo o Universo e cada ser humano que nele vive.

Nascemos iluminados para um iluminar o outro, mas muitos se entregam às trevas. Acreditem, viemos aqui para iluminar o mundo. Esta luz vem como energia cósmica, que tudo fortalece como brilho, para clarear eliminando toda escuridão e como palavras da verdade para purificar.

No livro *Imagem verdadeira e fenômeno*, o mestre Masaharu Taniguchi escreveu sobre a purificação divina: "As cerimônias de purificação através das palavras da verdade são feitas de acordo com cada crença e religião. Solicitando a purificação de todo Universo com o poder das palavras da verdade. Estas cerimônias ocorreram no passado, ocorrem no presente e vão ocorrer no futuro e com certeza por toda eternidade."

Segundo o mestre Masaharu Taniguchi, fundador da Seicho-No-Ie, "existem Divindades que purificam o Universo. Uma Divindade feminina que representa a água purifica o Universo, movimentando uma grande e veloz corrente de água, fazendo movimentos como máquinas de lava-jato que utilizam água".

Essa deusa joga nos oceanos toda sujeira da superfície da Terra que é a atividade de purificar o mar. As águas do mar tudo purificam. Experimente entrar no mar com sintomas de gripe, por exemplo. Você sai do mar sem nenhum sinal dela.

O Mestre explica que a ação purificadora da natureza engloba e purifica qualquer sujeira através da Divindade deusa dos oceanos que abre uma enorme boca e engole tudo.

Ele continua. Depois da purificação dos oceanos, vem a purificação dos ventos, que é representada por uma divindade masculina que purifica o Universo por meio dos ventos e tufões que atuam para soprarem as impurezas terrestres para a superfície do mar e se purificarem rapidamente e, com a força dos ventos que levantam as ondas, acabam-se purificando todas as impurezas produzidas na terra.

Assim, para purificar é preciso enviar as impurezas para algum lugar e essas impurezas vão para o mundo de DEUS, onde Ele, com seu poder grandioso, tudo purifica. E no mundo de DEUS essas impurezas são purificadas pelas ações de vibrações espirituais representadas pela deusa massageadora que massageia todo o Universo.

Aí quando nós humanos sentimos tensões nos ombros, a massagem alivia porque elimina o acúmulo de sujeira da mente, manifestando-se em forma de estresse, apego e ansiedade. Ao serem massageados, volta o bem-estar que representa a purificação.

O ato de massagear o Universo é atribuído a outra divindade feminina que faz desaparecer as tensões.

São explicações feitas com base em exemplos humanos para serem melhor compreendidas as atividades purificadoras.

Ele explica que se nossa mente não se purificar, é necessária uma purificação natural em até três vezes por ano por meio de tufões e tempestades massageando todo o universo. Não podendo ser de uma só vez para não ocorrer transtornos graves que podem destruir todo o planeta.

Pensem bem que quando o ano está terminando ou iniciando vêm muitas tempestades para a purificação do Universo.

O planeta Terra é um ser vivo e por isso passa por problemas de tensões. Não possui ombros, mas cria tensões na parte da crosta terrestre e produz diversos fenômenos, como a explosão de vulcões provocada pelo desequilíbrio da crosta interna, que tem a finalidade de corrigir esse desequilíbrio.

E também ocorre o desequilíbrio da tensão do ar e então surgem os tufões e os ventos, massageando todo o planeta e eliminando aos poucos o estresse, purificando-o agradavelmente de forma natural. Não sendo suficiente, ocorre violento trabalho purificador.

A Terra é como o ser humano, é um ser vivo e tem muita semelhança entre si. Assim como o homem, também tem seca no inverno e a pele resseca e no verão tem suor.

A Terra tem enchente no inverno e seca no verão. "Para o ser humano deixar de ter inverno e verão, é só manter a mente fresca."

Como vimos, a vida da Terra e a do homem se relacionam entre si. "Se toda a humanidade eliminar toda ansiedade, e mantiver a mente sempre serena e pacífica, diminuirão também as imperfeições climáticas, que são resultado do trabalho da deusa que faz chover e acaba provocando terremotos, erupções vulcânicas com o objetivo de purificar o Universo." Com isso, entendi com os ensinamentos da Seicho-No-Ie que existe purificação do Universo, explica o Mestre.

A Seicho-No-Ie é um ensinamento que dá explicação para cada interrogação na vida do ser humano.

Devemos agradecer a todas as coisas do céu e da Terra que DEUS criou porque a cada coisa é atribuída uma missão. Ainda continua o Mestre: "Se não houvesse a ação purificadora do Universo que ocorre naturalmente, o nosso Planeta não teria mais onde acumular tanta sujeira. É através de DEUS que massageando o mar provoca ondas que engolem todas as impurezas jogadas na sua superfície e acaba se purificando."

Da mesma maneira como tomamos banho e toda sujeira é eliminada do nosso corpo, o universo tem que ser purificado e, para isso, é necessário tempo e sem muita pressa, para não haver mudanças violentas e evitar grandes tragédias.

"Através da sabedoria de DEUS, as suas alterações são feitas lentamente. Para melhorar este mundo, é preciso de muito tempo. Quando todos os deuses do céu e da Terra se unirem, e passarem a trabalhar a oração com toda a humanidade para purificar gradativamente todo o Universo", explica o mestre Masaharu Taniguchi.

Para isso, temos que ser "todo ouvidos" e assim obedecer aos deuses e não procurar viver cada um como quiser. O Universo tem leis que devem ser cumpridas. Por isso, existe realmente um modo correto de viver para que todos sejam felizes. Esse modo correto de viver é manifestar a perfeição de DEUS. Abrir os olhos da mente e visualizar a perfeição de todo o Universo, em especial de nosso planeta Terra, paraíso de todos nós.

Segundo o Mestre Masaharu Taniguchi, desde tempos remotos não existe o fim do ato de se despertar e se libertar. Nunca se pode afirmar que já compreendeu tudo. O que devemos aprofundar é no despertar para o nosso pai criador do céu e da Terra, DEUS.

Nem as religiões, nem Buda, também Jesus Cristo, que nunca deixaram de pregar os ensinamentos, não elevaram a moral dos homens, porque tentavam e tentam melhorar o ser humano buscando o mal, reconhecendo esse mal para depois tentar corrigi-lo.

E então surgiu a Seicho-No-Ie com outra visão do homem criado por DEUS, completamente diferente de todas as formas adotadas até então para pregar o ensinamento e que ainda hoje são usadas por outras doutrinas religiosas. A Seicho-No-Ie vê o ser humano completamente diferente de todas as formas já adotadas para doutriná-lo, ou seja, ela não vê o mal para depois eliminá-lo, porque na verdade o mal não existe. O mal é a falta do bem.

Em vez de eliminar o mal no ser humano, a Seicho-No-Ie reconhece que DEUS o criou perfeito e que não existe imperfeição em sua criação. Tudo que existe no Universo é perfeito. Por que Ele iria criar justamente a criatura mais importante da face da Terra com imperfeições?

E a Seicho-No-Ie ensina que tudo o que vemos manifesta-se. Se cada um de nós passarmos a ver somente o bem, é o bem que vai se manifestar na vida de todos. E o homem, sendo perfeito, buscando somente o bem, vai ter um paraíso chamado planeta Terra, que foi criado por DEUS para todos nós. Para a nossa felicidade.

3 O HOMEM

Somos todos dotados de capacidade infinita. Todo ser humano pode realizar tudo que projetar ou criar através da mente.

A mente é a criadora de tudo. A mente é quem projeta seu destino, bom com pensamentos e atos corretos, e mal com pensamentos de maldade, ódio, desejos de vingança ou qualquer sentimento negativo contrário à vontade de DEUS. Quem tem um desses sentimentos, procure anular com a força da gratidão e do perdão. Elimine porque ninguém vai a lugar nenhum na vida com sentimentos de tal qualidade.

O ser humano, para ser feliz, tem que anular seu ego e manifestar toda sua capacidade interior para fazer feliz o maior número possível de pessoas e agradecer a DEUS a oportunidade de estar aqui. Acreditando no seu objetivo, persistindo, trabalhando com a ajuda de DEUS, vencerá qualquer dificuldade e tudo que fizer para beneficiar o maior número de pessoas poderá contar com a ajuda de DEUS e do Universo.

Crie na mente o seu ideal e sonhe, crie e mentalize, fale baixinho para você mesmo ouvir, porque a palavra tem força criadora. Acredite em sua capacidade, que é infinita.

Temos todo o direito de liberdade para viver sem medo de ser felizes. Faça tudo de bom nesta vida e se prepare para a próxima encarnação, se necessário for. Prepare-se para ter uma vida espiritual elevada.

Não pense que a vida termina aqui. Porque se nossa vida terminasse aqui, não teria sentido tantas desigualdades. É você nesta vida quem prepara a paz espiritual, e a volta para uma vida em outra encarnação futura, que com certeza será melhor que esta.

Não pense que é DEUS quem faz nosso destino, e sim cada um de nós. DEUS nada escolhe para nós, ele nos deu o direito de escolher tudo que desejarmos. Se tiver atribulações em sua vida, foram colocadas por você, nesta ou em vidas passadas. Então, aproveite cada segundo de sua vida para transcender os carmas negativos.

Vamos enviar ao Universo somente bons pensamentos. Não perca um minuto de sua vida. Vida não se recupera, como foi citado no prefácio. Você voltaria a um minuto atrás? Então não perca um minuto de vida falando mal da vida alheia, pois está gastando energias em vão em vez de usar energia para realizar seus sonhos.

A energia consumida falando mal da vida dos outros, use para gerar carmas positivos para você em dobro, em vez de aumentar os carmas negativos.

Vamos projetar nossa vida só de pensamentos construtivos, sem nos preocupar com a vida alheia, para encontrarmos a verdadeira felicidade. DEUS deu vida própria a cada um para que cada um cuide da sua.

Ao próximo, vamos perdoar todos os erros, amar, respeitar, reverenciar e ver somente suas partes positivas e nunca suas partes negativas. Porque as pessoas se manifestam para nós da maneira como as vemos. Se vemos uma pessoa bondosa, carinhosa, amorosa, assim ela será, mas se vemos uma pessoa mal-educada, grossa, carrancuda, é assim que ela se manifestará.

Ao falarmos mal do próximo, estamos falando mal de nós mesmos, pois somos um só perante DEUS, somos todos espíritos da mesma essência. Mesmo que uma pessoa seja má, vamos ver a essência dela, que é boa e perfeita como DEUS criou.

Vou citar um exemplo para ser colocado em prática. Se alguém tem um vizinho ruim, que se incomode com tudo, que seja inimigo mesmo sem brigar, abençoe e agradeça, dizendo: "Muito obrigada, vizinho. Você é o melhor vizinho que já tive.

Sei que você não é uma má pessoa. Você é FILHO DE DEUS." Plante estas palavras todos os dias, e assim nele surgirá naturalmente a perfeição criada por DEUS, e será um bom vizinho.

Não só com o vizinho, mas com qualquer pessoa que, às vezes, sem conhecer, à primeira vista dá aquela impressão de inimiga e depois, quando a conhece, é totalmente diferente da maneira que se pensa, e se tornam grandes amigos.

Outro exemplo é o de amante do marido. Não brigue, não entre na dela nem discuta com seu marido a respeito. Envie para ela somente palavras de agradecimentos, mesmo que tenha vontade de matá-la. Um dia, ela receberá estas vibrações de bondade, sem rancor, mágoas ou ressentimentos, e certamente o marido a deixará naturalmente e irá se tornar aquele amante de sempre.

Vou citar o caso de uma amiga que foi até minha loja e me pediu para olhar quando o marido dela passasse na porta da minha loja, que era o caminho da casa da amante dele.

Pediu que ligasse para ela, pois ela queria pegar os dois juntos.

Eu, com meu aprendizado da Seicho-No-Ie, disse que não faria o que ela estava me pedindo. E lhe dei um colar que nós da Seicho-No-Ie conhecemos como "colar de gratidão". Disse para ela falar "Muito obrigada, fulana" e "Muito obrigada, fulano" no mínimo duas mil e quinhentas vezes por dia durante sete dias. Nada em nossa vida acontece por acaso. O marido podia estar carente e não tinha o carinho de que necessitava e queria buscar fora o que não tinha em casa.

Segundo o mestre Masaharu Taniguchi, a amante é uma professora de qualquer esposa que não dá aquela atenção que seu marido merece, como um carinho e um sorriso largo de felicidade. Aí, o que acontece? O que não se tem em casa procura-se fora ou compra-se quando não acha de graça. Vai comprar a atenção, o carinho que está lhe faltando. Voltando a minha amiga, ela retornou uns trinta dias depois, toda alegre, e me falou que aquela professora filha de

DEUS havia arrumado as malas sem dar satisfação a ninguém e se mudou para a capital.

O melhor modo de viver é agradecendo a tudo e a todos com um simples "muito obrigado", mesmo porque reclamar do destino não adiantará em nada, e o que devemos saber é que quem amaldiçoa será amaldiçoado e quem abençoa será abençoado e quem agradece será agraciado.

De uma coisa não devemos nos esquecer: QUANTO MAIS RECLAMA, MAIS ENCONTRA MOTIVO PARA RECLAMAR E QUANTO MAIS AGRADECE, MAIS ENCONTRA MOTIVO PARA AGRADECER. Então agradeça que só vai encontrar motivos para agradecer.

A maior riqueza de um homem são seus pensamentos, sentimentos, atos e palavras. Pois disto surgirá o destino de cada um, e quem semeia vento no solo fértil da mente só colherá tempestade.

Se por acaso está acontecendo algum infortúnio em sua vida, não pense que foi outra pessoa que plantou.

Cada um é responsável por tudo de bom ou ruim que acontece em sua existência. Jamais culpe alguém de algo errado em sua vida, quem faz a felicidade ou infelicidade é a própria pessoa.

Não pense que foi DEUS quem criou as desigualdades e, sim, a mente de cada um, pois "DEUS não é vingativo, ele é apenas justo".

Sempre ouvia a Vanda, que é uma locutora de rádio, falar nos seus programas na minha terra Cruz das Almas.

Na verdade, seu presente é o que você plantou no passado e seu futuro é o que você está plantando no presente. O que eu aprendi é que cada ser humano é aquilo que acredita ser.

A mente humana é comparada com as impressões digitais e fisionomias, cada um tem a sua. Se você acredita ser um fracasso, se tornará um fracassado com certeza, mas se mudar a mente agora para ser um grande líder, infalivelmente será um grande líder.

Certa vez, um jogador muito pobre, não vou citar o nome, morava longe do campo de bola, e quando percorria a caminhada a pé porque não tinha dinheiro nem para pegar condução, sempre falava para seus amigos: "Eu ainda vou ser o melhor jogador do mundo!" Em pouco tempo, por dois anos consecutivos recebeu o título de melhor jogador do mundo.

Se as pessoas pensarem como ele, querendo ser importantes ou até mesmo se destacarem em seu ideal, desde que beneficiem o próximo, com certeza terão todo o apoio de DEUS, e os seus planos serão concretizados infalivelmente como os planos desse jogador famoso na atualidade, conhecido como "Fenômeno", a quem me refiro com muito respeito. DEUS, ele merece continuar sendo o melhor jogador do mundo. O que eu admiro nesse jogador é o comportamento dele no campo, dificilmente comete uma falta.

Este exemplo mostra que ele confiou sempre na sua pessoa e lutou para alcançar seu ideal, sem ferir o próximo.

Nunca devemos querer ou pensar migalhas. Jogue alto que a vitória é certa e você será um vitorioso e vencerá qualquer obstáculo nesta vida desde que não prejudique ninguém. Pelo contrário, procure beneficiar e fazer felizes todas as pessoas que de você se aproximarem. DEUS vai estar com você a todo o momento lhe indicando o caminho certo.

E nos momentos de incerteza, peça ajuda ao Pai, crendo que com sua ajuda seus rendimentos serão dobrados e jamais tropeçará. Tenha certeza de que tudo que pedir a DEUS receberá, afinal, qual o pai que o filho pede pão e ele oferece pedra?

Torne-se uma criança e busque em DEUS o verdadeiro amor de pai. Todo pai quer que seu filho tenha um futuro brilhante, mesmo se ele não teve. O filho de DEUS será sempre uma criança para ele.

Jamais devemos querer enfrentar a vida sem buscar orientação de nossos superiores, ninguém chegou aqui na Terra sabendo tudo. DEUS conta com todas as pessoas para ajudarem em sua criação e designou a cada um sua missão.

E todo mundo que nasce para se desenvolver precisa ser orientado pelos mais experientes, pelos que também como nós fomos guiados por outras pessoas e por nosso pai, DEUS, que em todo momento, em todos os lugares, durante toda nossa existência, está sempre presente em nossa vida, porém só se manifesta se recorremos a Ele.

DEUS sabe tudo de que necessitamos. Já nos deu tudo quando viemos a este mundo, está esperando que o reconheçamos como um grande Pai que está sempre ao nosso lado a todo momento para que busquemos nossa herança infinita.

Pois é como dizem: "Não sou o dono do mundo, mas sou filho do dono." Reconheça esta paternidade, porque DEUS já assumiu a paternidade dele. Agradeça ter um Pai chamado DEUS, porque Ele não é só pai.

O maior erro do ser humano está em não aceitar o título de FILHO DE DEUS. E FILHO DE DEUS tem sobrenome: "PERFEITO". Ele também é nossa mãe, porque nosso ser foi gerado por

Ele e assim nós somos o Espírito Dele que se fez carne, que é o corpo carnal.

A vida sem fé em DEUS não tem sentido, não tem alegria, é amor nem felicidade. É como se fosse um sol encoberto pelas nuvens e que nunca mostrasse seu brilho.

Em tudo que existe neste mundo, vivifique o amor de DEUS, pois tudo que existe na face da Terra é vida do nosso Pai. Vamos supor que tudo que o homem criou tem a vida de DEUS, pois quem criou o homem foi DEUS, e se o homem é FILHO DE DEUS, é um deus também.

Você, meu caro leitor, é importantíssimo para DEUS, é a melhor criação de DEUS. Você foi feito com tudo de primeira, é o maior tesouro de DEUS. É a melhor criação de DEUS, reconheça!

Você veio aqui para ser feliz, seja mais que a encomenda. "Deus sem você é DEUS e você sem DEUS é nada", então busque DEUS e deixe DEUS dirigir você.

Busque a face de DEUS e mostre sua fé. Não use a fé de outra pessoa e, sim, a sua. DEUS lhe deu tudo e nada deixou para ser presenteado por você, então realize o maior desejo de DEUS e seja muito feliz.

Ele ama você sem pedir nada em troca. Seja como Ele! Ele não olha nosso passado, Ele se alegra com nossa mudança, então mude sempre para melhor, explore você mesmo, bem lá em seu interior, e viva somente a beleza que DEUS lhe deu.

Seu maior e melhor presente DEUS lhe deu. É a vida. Agradeça! Não seja um anão, cresça e seja sempre como você mesmo. Nunca queira se mostrar para os outros porque isso é vaidade. Toda pessoa vaidosa acaba machucando a alma.

Nunca dispute quem é o melhor, porque você é o melhor para você sempre e nem se compare com ninguém, porque você é sempre você.

Saiba que dentro de você tem alguém. Não seja aparência porque você é uma pessoa e nem se anule diante de nada. Acorde para você mesmo.

Não se esconda em você mesmo e nem se prenda dentro de você, solte tudo de bom que tem dentro de você e veja o quanto é generoso.

Vá dentro de você e busque seu valor verdadeiro e nunca acredite que o que é bom vem de fora, e, sim, em tudo que está dentro de você.

Acredite primeiramente em você. Sempre melhore a nota que você dá pra você até achar que não é dez e, sim, mil.

Olhe-se com seus olhos e nunca com os olhos dos outros e comece agora a nutrir você com tudo de legal que a vida lhe oferece e viva sua vida de dentro para fora.

Tenha a maior certeza de sua vida, DEUS ama você e o guarda com carinho no coração dele, e você é a maior obra da criação de DEUS e está em primeiro lugar em tudo para Ele.

E agora quem é você para você? Procure se descobrir, porque você tem que se encaixar em você mesmo. Não importa o que as pessoas pensam de você. O importante é você com DEUS e, acima de tudo, você com você mesmo.

Sua autoestima tem que estar sempre em alta. Procure fazer o melhor marketing de você e se dê sempre a maior nota. Porque se você não se valorizar, quem vai lhe dar o maior valor?

Mude! Para melhor sempre que tudo a sua volta melhora, sempre para melhor, mas mude mesmo todos os dias nem que seja cinco por cento.

Não aceite que ninguém rebaixe você. Seja igual a todos e nunca queira ficar em cima nem seja nivelado com tudo e todos, porque perante DEUS somos todos iguais.

Em primeiro lugar, tente entender você e resolva seu mundo interior, porque você precisa de você para produzir sua felicidade, então se entregue a você.

Saiba lidar com você e trate de se dar bem vivendo você primeiro e cuidando de você por dentro porque por fora tudo se resolve.

Seja você, ame você e analise tudo que tem dentro de você e não abandone você porque você é gente e têm vontade, desejos.

Seja uma boa pessoa e não uma pessoa boba! Curta você e cuide de você sem nunca se sentir como objeto e nunca deixe ninguém abusar de você. Viva para você e não para os outros.

DEUS criou você para dar certo, cem por cento, acredite. Você merece tudo. Receba, reconheça e agradeça. DEUS criou você. Ele acreditou tanto em você que disse você está pronto, desça e arrase.

Na vida de um FILHO DE DEUS, não existem imperfeições, tais como o mal e a impureza, o sofrimento e a doença, pois não são criações de DEUS e, sim, fantasmas criados pela mente ilusória do homem. O que é a doença? É uma ilusão que se manifesta quando o homem deixa de manifestar a vida perfeita criada por DEUS, quando o homem troca o amor pelo ódio, a alegria pela tristeza, a gratidão pela insatisfação, e a confiança pelo temor.

Em casos de doenças, reflita e reconcilie-se com todas as pessoas do Universo e tudo que nele existe. Agradeça a tudo, a todas as coisas e fatos. Agradeça a sua família, seus antepassados e acima de tudo agradeça a seus pais. Harmonize sua mente e entre em sintonia com as vibrações curativas de DEUS. A causa da doença está na mente apreensiva.

O segredo para serenar a mente está em agradecer a tudo com um sincero MUITO OBRIGADO. Para curar a doença, busque a força vital que existe em cada um de nós. Com o avanço da medicina, as pessoas acham que só recorrendo a ela que se descobre a cura porque ainda não conhecem o poder curativo natural.

A medicina cura apenas o efeito, e a causa da doença está na mente, e por meio dessa força curativa natural somos todos curados. Quando a medicina chega ao fim, começa então a força de DEUS que tudo cura.

Na verdade, quem cura doenças é uma força inerente que existe em cada um de nós e que chamamos de "força curativa natural" ou "força curativa de DEUS". Essa força se manifesta mais ativamente quando soltamos da mente a doença e colocamos os sentimentos de alegria, gratidão, harmonia, satisfação e a fé de se curar.

Não pense que é o médico quem cura a doença, mas DEUS através do médico, nem tão pouco os remédios e sim a tua fé. Como disse JESUS "Seja te feito conforme tua fé". Se tomares um remédio dizendo que não fará efeito, com certeza não surtirá efeito algum.

Por isso, tudo que fizermos na vida temos que acreditar que com certeza dará certo. Toda doença tem uma causa, e a medicina cura apenas o efeito, a causa da doença está na mente. Se não for curada a causa da doença, por mais que recorramos à medicina e aos remédios, a doença volta.

A desarmonia é uma das principais causas da doença. Por isso, no ser humano não pode haver desarmonia de espécie alguma. Em um livro do Mestre, ele cita um livro de um médico escritor que escreveu: "O ser humano faz tantas cirurgias inúteis." E é verdade, porque a maioria não conhece o poder curativo natural.

A desarmonia no lar gera doenças nos filhos menores de quatorze anos. Eu acredito porque quando eliminei as desarmonias e ressentimento em meu lar, simplesmente dei um basta aos remédios e quando surge qualquer ilusão de doenças, faço uma reflexão, recorro a DEUS, e com minha fé inabalável sou atendida graças às minhas orações, que são os melhores remédios para fortalecer a força curativa da vida.

Certa época, quando eu ainda não conhecia esta verdade, minha filha mais nova tinha problemas de otite aguda, broncopneumonia e garganta desde os dois anos de idade. Ela teria que fazer uma cirurgia aos doze anos, pois só assim ficaria curada.

Mas como eu sou uma FILHA DE DEUS abençoada, conheci na Seicho-No-Ie a verdade sobre a causa daquela doença que se repetia todos os anos em épocas de inverno ou ingerindo alimentos gelados, e também ela mal podia abrir uma geladeira que ficava gripada, isso aos seus oito anos, e muito menos tomar um sorvete de que ela tanto gostava, pois uma dessas doenças não se manifestava. Eliminei as causas com muita fé em DEUS, e hoje faz dois anos que nunca mais comprei um remédio para essas doenças.

Sobre a causa de inflamações na garganta, são palavras ferinas entre os cônjuges; a otite, quando não dá ouvidos aos pais e marido, e a broncopneumonia é decorrente de ressentimentos ou mágoas com pais e marido.

Foi aí que senti o quanto é importante estar harmonizada em todos os sentidos, estar de bem com a vida, conhecer a verdadeira felicidade em tão pouco tempo, simplesmente pelo ato de amar, agradecer e perdoar, ou seja, estar condizente com DEUS em todos os sentidos. E hoje, quando eu chamo "Pai", ele me responde "Estou aqui!", e quando eu peço "Dai-me isto", ele me dá infalivelmente, mas se a posse da coisa desejada for prejudicial para mim, ele fica aguardando o momento certo. Em uma oração de um grande mestre japonês, Masaharu Taniguchi, que sempre faço, e isto não é só para mim, é para todos os FILHOS DE DEUS, que recorrerem a Ele.

São muitas pessoas hoje que desprezam DEUS, achando que podem viver sem orar a DEUS. Outros dizem que não têm tempo de fazer uma oração. Estes não sabem o valor de começar e encerrar o dia com uma longa oração.

A oração é seu momento com DEUS. Faça-a com profundo sentimento de gratidão e alegria, e verá a importância deste ato em seu dia a dia. Devemos aprender que "DEUS sem eu é DEUS e eu sem DEUS sou nada".

Se eu começar o dia sem minhas orações, não começo bem, me atraso nos afazeres e às vezes paro para completar minhas orações quando acontece de acordar mais tarde.

E à noite, se também não for completa a oração, não consigo dormir enquanto não terminar de orar. Nosso momento de orar com DEUS é muito sagrado porque tudo o que somos devemos a Ele, então vamos reverenciar a Ele, e a tudo que Ele criou, em todos os momentos de nossa existência, sem deixar de estar com ele em todos os lugares a cada segundo de nossa vida.

Não se esqueça de que o próprio DEUS, por amor ao homem, se tornou homem também, porque Ele se fez carne que habita em cada um de nós.

Então, vamos fazer do Espírito de DEUS a nossa essência, que é nosso deus interior, manifestar-se conforme a vontade do DEUS criador, e toda sua perfeição.

Vamos seguir os dois primeiros mandamentos de sua Lei. "Amando a DEUS sobre todas as coisas e ao nosso próximo como a nós mesmos."

Por isso, vamos encontrar a receita da felicidade e faremos deste mundo assim mesmo como é o lar do progredir infinito.

Mesmo vivendo com sofrimentos, tristezas, carências, um dia vamos superar todos estes obstáculos e encontrar o verdadeiro caminho para chegar ao paraíso.

Com tudo que todo mundo passa na vida, as desilusões e com toda esta crise, toda esta violência, se cada um procurar se aperfeiçoar mais, enxergar a perfeição de cada pessoa vendo apenas as partes positivas do próximo, por mais imperfeito que sejam negar sempre o mal e mentalizar que tudo vai melhorar, assim chegaremos ao paraíso criado por DEUS.

Muita gente acha que para consertar as imperfeições criadas pelo homem deve-se começar do exterior, de fora, do outro, do próximo, mas, na verdade, para consertar o mundo, deve-se começar do interior de cada um de nós, mudando nossa mente.

Vou dar um exemplo. Eu era a tal. Nada para mim tinha valor. Tudo que eu fazia era o certo. Quando eu vi que quem tinha que mudar era eu, hoje para mim nada me falta, não existe violência, crise, corrupção, desemprego, doença, pobreza, guerra, morte, seca, enchentes nem acidentes. Mas por que, se tudo isso está presente no dia a dia? O que devemos fazer é tentar transcender os carmas de vidas passadas, pensando positivo, amando, agradecendo, perdoando e mudando nossa mente para receber a verdadeira felicidade, porque ela existe aqui e agora, dentro de nós.

E não é como eu ouvia dizer que na vida só existem momentos felizes e que a felicidade não existia.

Se existe a violência, com certeza ela foi plantada pela mente de quem agrediu e de quem foi agredido. O agressor com certeza tem algum problema emocional. E o agredido tem temor à agressão.

Se todo nosso destino é projeção de nossa mente, tudo que acontece conosco foi projetado por cada um de nós.

Então, elimine de seu projeto de vida o medo, os maus pensamentos, os sentimentos negativos, o apego e tudo que contraria as leis do Criador.

A violência é um ato desumano e o maior temor da humanidade. O medo da violência no mundo atual é maior do que o temor à morte. A morte física é uma certeza, e a violência, um risco.

Na verdade, para mim isso não existe. Digo isso porque eu acredito no poder da palavra e na maneira de encarar uma situação. Se um indivíduo encarar o outro com o sentimento de gratidão, amor e compreensão, colocando nas mãos de DEUS as atitudes do valente, ele se tornará a mais pura das pessoas, porque DEUS fará manifestar a perfeição que Ele criou em cada um de nós.

No meu ponto de vista, nos dias de hoje, às vezes a violência é o ato de encarar a um violento como se ele não tivesse recuperação. Não sou eu que vou consertar as pessoas. O ser humano tem sabedoria, força e capacidade infinitas para cada um se conscientizar de que é um grande FILHO DE DEUS.

Nada é impossível e até mesmo o pior marginal do mundo, se ele se arrepender do fundo de sua alma, irá se tornar uma pessoa tão pura para DEUS como era antes de cometer seus crimes.

Aqueles que decidirem pagar seu malfeito e passarem a praticar somente boas ações, mudando os pensamentos maus ou negativos para bons e positivos, com certeza manifestarão a perfeição criada por DEUS.

Muitas vezes, por um pequeno erro, uma pessoa se torna a mais perigosa das delinquentes por falta de apoio ou compreensão da sociedade que não dá uma chance para ela reconhecer seu próprio erro, jogando-se no caminho da perdição, da discriminação, da falta de apoio.

Hoje é proibido a criança trabalhar. Não estou de acordo, porque conhecemos várias histórias de grandes homens que começaram a trabalhar até mesmo com cinco anos de idade. Vejo um erro nessa lei, porque é de criança que se aprende a ter responsabilidades.

Tenho exemplos em minha família de filhos que foram criados junto com o pai e a mãe, trabalhando, e se tornaram homens fortes e decididos, e outros que foram criados com toda regalia que até mesmo depois de casados, já pais de filhos, continuam na dependência de pai e mãe.

A lei para criar um bom filho está no lar, e cada pai e mãe são responsáveis pela criação dos filhos. Mães solteiras, por exemplo, ou elas trabalham ou tomam conta dos filhos. Na roça mesmo não tem creche e, às vezes, as mães solteiras nem têm como levar os filhos a uma creche, então custa todo mundo fazer o que puder e tiver ao seu alcance.

Sei que tem casos de riscos, mas eu fui criada tomando conta de casa e irmãos, apanhando quando errava. E, hoje em dia, a justiça não quer que os pais punam seus filhos em crianças com algumas palmadas, mas quando erram em adultos são espancados por pessoas da lei sem medir consequências, às vezes, chegando à morte.

Eu faço um apelo: não use atos violentos para combater a violência e, sim, um pouco de amor e afeto. Porque todo delinquente é carente de amor.

Cada pai e mãe crie seu filho com amor, carinho, palavras de elogios e com limite para que ele não se torne um ditador ou delinquente.

Aos filhos delinquentes, vamos buscar bem lá no fundo de seu âmago, sintam-se como se estivessem no lugar deles, procurem razões que os levaram a praticar atos desse tipo. Conseguindo fazê-los entender que podem se recuperar fazendo com que eles se tornem úteis na vida, mesmo cumprindo suas penas, fazendo com que eles tenham uma ocupação dentro da cadeia para preencher o tempo e não colocar pensamentos sombrios na mente, porque pensamento é força criadora e cria o destino de cada um de nós.

Tudo o que você pensa é como se fosse uma poupança que você recebe em forma de destino. Por que não pensar somente em coisas boas? Vá plantando suas sementinhas boas que, um dia, elas germinarão.

Se as autoridades ou governantes construíssem presídios em forma de cooperativas, e os presidiários fossem seus cooperadores, com certeza os delinquentes teriam mais ocupações e menos revoltas para que a maior parte de seu tempo fosse ocupada com trabalho para seu próprio sustento e de seus familiares. E, com isso, o governo não usaria o dinheiro do povo para as despesas com esses presidiários. O salário recebido por eles teria que ser tirado de seu próprio esforço. Esse capital usado com despesas de presídios deveria ser do próprio suor deles.

O presídio deveria ser uma comunidade sustentada por cada presidiário com direitos sociais sem liberdade. Uma cidade para aprender a viver com o próximo que depois de recuperado completamente voltasse a nossa sociedade como um novo ser.

Poderia o dinheiro da União gasto nos atuais presídios ser aplicado em outros empreendimentos que beneficiassem a própria nação.

De uma coisa tenho certeza. Se a maioria dos presidiários conseguissem reconhecer que erraram se sentiriam mais humanos, e por que não recuperados para voltar à sociedade sem discriminação, com vontade de provar para si mesmos reconhecendo o seu erro, e que são FILHOS DE DEUS capazes de se regenerar como qualquer ser humano, e não viver como animais enjaulados esperando a porta se abrir para voltar ao mundo da perdição. Todo presidiário, ao cumprir sua pena, teria que sair com o emprego garantido, porque o trabalho dignifica o homem, vivifica e recupera qualquer delinquente, desde que ele queira ser recuperado, porque querer é poder.

E todo ser humano é dotado de capacidade infinita, ele é o que ele acredita ser. É ele próprio quem projeta sua vida. Ninguém é aquilo que o outro quer e, sim, porque a pessoa mesmo criou seu destino com seus pensamentos e a força criadora da palavra.

Aos meus irmãos presidiários, sei que muitas vezes nesta vida jamais passou pela sua mente a ideia de cometer algum crime, mas com certeza em vidas passadas ou cometeram tais atos ou pensaram em cometê-los.

Uma vez ouvir falar que todo pensamento ou ato que jogamos no Universo voltará um dia para nós. Se não for nesta vida, será com certeza em vidas futuras.

Por isso, jamais tenham pensamentos ou atos que prejudiquem a nós e ao nosso próximo. Imaginar é criar.

Vamos nos preparar para outra encarnação criando bons carmas para nos elevarmos espiritualmente. Vamos criar um paraíso, imaginando que, ao cumprir sua pena, seu destino será outro que não vá cometer o mesmo erro. Acredite: você pode ser feliz.

Busque o amor de DEUS. Com certeza, ele não vai abandonar você. Jamais um pai abandona um filho, e Ele é o melhor pai do mundo. Converse com Ele, abra o coração e se torne puro como uma criança que Ele indicará o caminho. Agradecer, amar, perdoar é nossa missão aqui na Terra.

Seja qual for sua condição aqui neste mundo, só com estes sentimentos estará em conformidade com a vontade de DEUS. E, em qualquer situação, Ele irá se manifestar através desses sentimentos para fazer feliz, e com certeza o fará.

Não há uma só pessoa que não possa ser feliz. Às vezes, muitos se tornam infelizes lançando-se na infelicidade por não saber o correto modo de conseguir a verdadeira felicidade.

O melhor, o maior e o mais nobre presente que nós devemos dar a nós mesmos é o de sermos felizes. Então, lute com unhas e dentes nesta vida para dar este presente a você mesmo, porque você é um ser que foi criado para ser feliz e fazer também a felicidade do maior número possível de pessoas.

Só que devemos respeitar o livre-arbítrio de cada um, porque temos liberdade de escolher até o modo de ser feliz. Um é feliz roubando, outro matando, outro corrompendo, outro traindo, outro fazendo injustiça, outro odiando e assim cada um escolhe sua felicidade, boa ou ruim. Outros praticando só o bem.

Se você já salvou a vida de uma pessoa, valeu a pena ter nascido. Eu já fui salva de um afogamento junto com minha filha e sei a gratidão que tenho para com DEUS e o rapaz que se jogou no rio Tupiaçu, primeiro salvando minha filha e depois a mim. Que DEUS o abençoe e sei que as nossas vidas devemos a DEUS e a ele, pois este fato jamais vou esquecer.

Vale a pena viver de qualquer jeito, porque a vida é nosso maior tesouro, mesmo para aqueles que já cometeram um ato ruim por qualquer motivo que seja. Procure pagar a sua pena, arrepender-se do fundo do coração, pedir o perdão a DEUS, não voltar a cometer tal crime e, acima de tudo, aquele que viveu até aqui sem tirar a vida de uma pessoa, vale buscar o amor de DEUS que encontrará a felicidade com maior facilidade.

Pratique o bem, amando, perdoando e agradecendo às pessoas, às coisas, aos familiares e, sobretudo, aos pais. Pratique atos de caridade, orando pela paz da humanidade, colocando DEUS em todos os seus atos e pensamentos e, acima de tudo, valorize a sua vida e veja o quanto é lindo o mundo criado por DEUS.

Procure ler bons livros, analise a natureza, seja como uma criança, vivifique tudo que estiver ao seu redor, sinta-se útil ao Universo, manifeste o amor de DEUS, busque a sabedoria de DEUS, a perfeição, a harmonia para com todas as pessoas e verá que você ainda pode ser feliz.

Qualquer ser humano pode recuperar sua vida. Eu acredito que a maioria das pessoas que cometeu tais atos tem recuperação e, que muitas vezes, por discriminação, a sociedade não faz nada para ajudar esses FILHOS DE DEUS.

Existem grandes obras bem-sucedidas de presidiários, muitas delas elaboradas dentro de um presídio, outras após terem cumprido a pena, e muitos em liberdade por falta de opção para seu sustento, e para não voltar a cometer outros crimes.

São os exemplos de grandes artistas na pintura, grandes escritores e inventores maravilhosos e devem agradecer ao fato ocorrido para desenvolver sua capacidade, mostrar para as pessoas, ou mesmo reconhecerem seu valor e que todo ser humano que errou tem o direito de se arrepender e ser perdoado.

Somente quem já errou é que sabe o valor de ser perdoado. Aquele que não erra, não perdoa, tem o coração duro e acaba tendo ataque cardíaco, por guardar ressentimentos e mágoas.

Ser generoso é perdoar os erros de todas as pessoas e entregar para que DEUS acolha com seu imenso amor de pai, pois somente ele poderá julgar os erros de toda sua humanidade. DEUS é tão sábio que ele criou a lei da consciência, em que cada um tem o que dar, colhe o que planta e atrai tudo o que acredita.

DEUS não julga nem critica. Não cabe a nós também julgar nem criticar. É que nós não conhecemos os motivos que levaram cada indivíduo a praticar tal ato. Nossa vida aqui na Terra depende de nossa vida espiritual, pois existem carmas a serem resgatados que às vezes levam o indivíduo a praticar atos de tal natureza sem nem mesmo ter consciência do que está fazendo.

Dizem que a força do carma pode mudar até a natureza. E esses atos são praticados inconscientemente. Muitas vezes, alguns que cometeram tal crime confessam que não foi porque quiseram ou não lembram.

Também existem aqueles que não se arrependem e confessam que até fariam de novo.

Em qualquer caso, devem procurar psicologicamente analisar os fatos que levaram a praticar tais atos de violência, descobrindo a causa, e avaliar se o indivíduo tem chance de se recuperar, e lhe dar uma oportunidade após cumprir a sentença. Ou ver se ele tem direito a uma oportunidade de trabalho e de aceitação na sociedade, sem direito à discriminação por ser um ex-presidiário.

Caro leitor, o perdão tem gosto de céu, sabor de amor, cheiro de felicidade, alegria de doar, vontade de harmonizar, certeza de retorno, prova de confiança, tudo isso para quem perdoa.

O ser humano que não perdoa não derruba uma ponte que um dia terá que atravessar. Todo ser humano erra e, por menor que seja o erro, ele deseja ser perdoado depois de se arrepender, mas, na verdade, quem mais sofre é aquele que guarda o rancor ou não se livra das mágoas, pois isso, além de atrapalhar seu destino, causa doenças.

Se você está guardando mágoa de alguém, quem está sofrendo é só você, pois o outro muitas vezes nem sabe que o ofendeu, porque às vezes magoamos uma pessoa sem sentir, e outras dizendo uma verdade que ele estava precisando ouvir.

Na verdade, o perdão faz mais bem à pessoa que perdoa. O maior beneficiado é aquele que perdoa o erro do outro, porque um dia ele também, errando, seu erro vai ser perdoado.

Quando se perdoa, se eleva o espírito, alegra a alma, alivia o coração, cura as doenças, serena a mente, aumenta o amor, alcança a harmonia, chega à verdadeira felicidade e encontra o caminho para chegar mais perto de DEUS. De uma coisa tenha certeza: não existe uma só pessoa que saiu perdendo por perdoar.

Nada é por acaso. Se alguém ofender você, pode ser uma cobrança de outras vidas, um acerto de contas. Agradeça que está eliminando mais um carma. Então, vamos perdoar a todos do fundo do coração, incluindo a nós mesmos.

Por que perdoar a nós mesmos? Claro, às vezes cometemos atos que nosso espírito não aceita. Citando alguns exemplos: não aceitar a vida, reclamando de ter nascido, se maldizendo com palavras que ferem o espírito, reclamando do corpo carnal, falando mal da vida alheia, tendo sentimentos negativos, entre outros. Faça uma reflexão, perdoe aos outros e a você mesmo. O perdão é o caminho para chegar até DEUS. Não tem outro, porque DEUS está na reconciliação.

Dar absolvição é tornar-se amigo de novo. Se você perdoar o erro do outro, o seu vai ser perdoado. Para não quebrar a linha que une você a DEUS, seja flexível e não rígido, pois o que é flexível não quebra.

O que é rígido quebra e separa você de DEUS. No caminho da reconciliação, não importa saber quem errou e quem acertou. O que importa de verdade é a união de todos, porque DEUS é todos.

Procure dentro do outro a sua inocência e não a sua culpa. Veja no outro só as qualidades e não os defeitos. O outro é seu espelho. O que você procura na outra pessoa está em você; aquilo que você critica e condena no outro você pode vir a praticar igualzinho. Porque nós estamos aqui para vivermos e sermos felizes, e fazer felizes o maior número possível de pessoas. E não para criticar nem condenar nosso irmão filho de DEUS como nós.

No seu interior, que é seu Eu verdadeiro, o Espírito de DEUS é quem projeta seu futuro, pois o destino que for ao seu encontro é, sim, o que saiu de seu interior. Então, já que não podemos modificar o passado, vamos tentar modificar nosso futuro.

Seu inimigo está dentro de você mesmo, pois o ser humano nasceu para amar e não para guerrear. Procure se reconciliar com tudo e todos e coloque em sua mente que você veio a este mundo para amar, agradecer e perdoar, e verá que está aí o caminho da verdadeira felicidade.

Existem delinquentes que possuem um amigo em quem confiam e jamais lhe farão mal por mais perigosos que eles sejam. Se eles viessem a este mundo só para serem inimigos, não teriam um amigo sequer.

Até mesmo um louco confia em alguém e

mesmo sendo perigoso não ataca aquela pessoa. Isso quer dizer que tudo é projeção da mente, que as coisas e pessoas se manifestam para nós da maneira como as vemos. Já ouvi falar "Que mundo louco!". Neste caso, quem fez o mundo também seria um louco.

Tenha certeza de que a loucura de DEUS é mais sábia do que toda a sabedoria dos homens da face da Terra. Mas DEUS não é nenhum louco, o mundo é que tem segredos e alguns são tão simples que muita gente nem dá valor, como agradecer para ter, e não ter para agradecer, crer para ver e não ver para crer. Ainda têm pessoas que duvidam da existência de DEUS porque não o veem. Como disse Jesus Cristo, "Bem-aventurados os que não veem creem".

É como jogar o anzol na água para pegar o peixe sem ver, acreditando que o peixe está ali dentro. De uma coisa tenha certeza, para quem ama a DEUS tudo vai bem. Não é que DEUS seja quebra-galho ou mágico, ele não faz mágica em favor de ninguém. Quando Ele faz é por amor. Ele amarra o que tem de amarrar e solta o que tem de soltar. Acredite que o que ele fizer com você, é para o seu bem e de acordo com o seu crédito para com ele nos celeiros do céu.

A maior alegria de DEUS é quando recorremos a ele para solicitar sua ajuda, quando acreditamos que ele resolve todo e qualquer problema, que para cada decisão nossa será decidida de acordo com sua vontade, que tudo o que possuímos a ele pertence. Nossa casa é casa de DEUS, os nossos filhos são filhos de DEUS, nossa mente é a própria mente de DEUS.

Enfim, quando entregamos tudo em suas mãos, confiando que ele nos protege, mostra a direção, nos acompanha em todos os momentos, nos dá o pão, o dia, o sol, o ar, a água, e tudo aquilo de que necessitamos para nossa sobrevivência, ele nos dá sem cobrar nada, sem reclamar, e mesmo quando erramos, ele ainda perdoa.

Em todo momento de nossa vida, quando solicitamos sua ajuda, ele se manifesta infalivelmente, e se por acaso pedir algo a ele e não for atendido imediatamente, é porque a coisa desejada no momento é prejudicial a você, então ele está aguardando o momento certo para lhe atender. Às vezes, ele demora a atender, mas pode acreditar que quando é demorado vem maior do que tínhamos pedido, porque ele dá tudo aquilo que merecemos, e vamos fazer por onde merecer as suas dádivas.

Não devemos pensar que DEUS castiga e que ele dá a uns e a outros não. Nós é que nos damos tudo por meio de nossa conscientização de que "tudo já nos foi dado quando nascemos", e que é pela mente que se cria tudo com amor e sabedoria. Fazendo um projeto de vida, seguindo as leis da natureza, tudo se manifesta de acordo com o que pensamos, falamos ou também escrevemos.

Se mentalizarmos aquilo que desejamos com persistência, com certeza que se realiza aquilo que mais permanecer em nossa mente, pois ela é o espírito, e quando o ser humano morre, a mente não morre, ela simplesmente deixa o corpo carnal e parte para o mundo espiritual para se reencarnar em outro corpo. Sendo assim, o que não pensamos e não realizamos nesta vida poderá ser realizado em vidas futuras.

Então, os pensamentos são sementes que podem levar milhares de anos para serem realizados através da mente que nunca morre, vai se reencarnando para se purificar e um dia se tornar um Anjo, depois que passar pelo processo da limpeza total dos carmas negativos, mais conhecidos como pecados.

Essa é a minha crença, e já que sabemos que somos nós que projetamos nosso destino e até mesmo nossa futura encarnação, através dos pensamentos e atos, então por que não plantarmos somente sementes de bondade no solo fértil de nossa mente? Se de nosso interior é que sai a felicidade, se ninguém projeta infelicidade para ninguém, se DEUS fez o homem para ser feliz, por que não ser? Se a felicidade está aqui e agora, é só querer.

Coloque palavras positivas afirmando que tudo é bem e que o mal não existe, que todas as pessoas são filhas de DEUS. DEUS não criou nada de mal, porque quando ele criou o mundo achou que estava tudo bom e realmente quando nos conscientizarmos de que tudo criado por Ele é perfeito, veremos que nossa vida toma outro rumo, o rumo direto para a felicidade.

Ter felicidade é não ver o negativo, o mal, a desarmonia, a violência, a pobreza. Ser feliz é negar o mal com a força da palavra, negar a doença acreditando na força curativa da vida e que DEUS não criou a doença.

DEUS nos criou a partir do nada e com muita fé qualquer doença poderá ser curada a partir do nada também. Com o poder de DEUS.

O sorriso é o melhor remédio para curar as doenças, então eu digo para todos: "Sorria, sua alegria curará a sua doença." Pois a alegria é sorrir, e quando você está sorrindo é sinal de que está feliz, e se você estiver feliz, com certeza nosso DEUS também estará.

Para ser feliz, é necessário esquecer o mal, pois revidar um mal gera um mal ainda maior, e o amor é a base de nossa existência, e nossa existência é DEUS e, para chegar até DEUS, perdoe porque mágoas acumuladas prejudicam a vida e fecham o canal que liga você a DEUS.

Muitos só descobrem o caminho e só se lembram de DEUS quando a dor machuca e, em vez de buscar DEUS por amor, buscam pela dor, pelo sofrimento. Mas como DEUS não olha para nós com olhos humanos e, sim, com olhos Divinos, está sempre a nos ouvir, perdoar, livrar de todo sofrimento quando recorremos a Ele. Ele nunca diz "não".

Se ficarmos distantes de DEUS, enfraqueceremos. Ao contrário, se ficarmos o mais perto possível Dele, chegaremos a uma eterna fortaleza, pois ele é a fonte do bem, do amor, da sabedoria, da vida, da riqueza e de tudo de que precisamos para sermos felizes de verdade.

Coloque toda sua confiança no Senhor e acolha sua palavra que assim acolherá o próprio DEUS, pois sua palavra é o alicerce para nossa vida.

Quem ouve a palavra de DEUS abre o coração para a experiência do amor, pois ele não nos destinou para a ira e, sim, para a salvação.

Para reconhecermos que somos filhos de DEUS perfeitos, devemos, em primeiro lugar, reconhecer a DEUS que é nossa origem, acreditar em nós próprios e termos certeza de que venceremos infalivelmente qualquer situação na caminhada da vida, e reconhecer o próximo, pois quem ama o próximo está cumprindo rigorosamente a lei que mostra o caminho para chegar até DEUS.

Também por meio de orações, atos de bondade, humildade, abençoar a tudo e a todos. Agradecer a tudo que possuímos e todas as pessoas, coisas e fatos, viver alegremente, sem pensamentos sombrios ou negativos, contemplar sua imagem, que é a própria imagem de DEUS, pois DEUS fez o homem a sua imagem e semelhança.

Assim disse Cristo: "Conhecei a verdade e a verdade vos libertará." E a partir de quando passamos a conhecer a verdade e viver dentro dela, a nossa vida se torna um mar de rosas e assim descobriremos como é ser feliz de verdade. Nada além da verdade para extinguir a mentira.

A partir do momento que você descobre a verdade da vida, jamais terá medo de revelar a verdade, pois a verdade é uma só. Procure viver dentro da verdade que sentirá o verdadeiro prazer de viver.

Mentira é ilusão, é falsidade, é buscar infelicidade, e eliminando esse mal e vivendo com pureza chegaremos até DEUS. De uma coisa tenha certeza, DEUS tem uma maneira própria de se manifestar em cada um de nós.

Quanto mais sábio o homem, mais humilde ele é, e aquele que não é sábio é letrado porque se enfeita de demagogia e se torna pobre espiritualmente.

O maior sábio tornou-se sábio começando a aprender pelo alfabeto, e você também se tornará o que quiser ser, dependendo de sua vocação. Um grande vencedor, porque seu futuro não está na escuridão, mas em suas mãos.

Saiba que quem projeta seu destino é você

mesmo com a força da palavra pensada, falada ou escrita. Por isso é que se diz que quando criança é muito mais fácil aprender. É que a mente humana é como um gravador. Tudo que ouve grava e um dia acontece por meio da força da palavra, que cria tudo.

E quando a criança vem ao mundo, a mente está limpa. É como uma fita virgem. Quando ouve as primeiras palavras, vai guardando. Enquanto cresce, começa a pensar, falar, e assim se acumulam carmas positivos e negativos que vêm depois em forma de destino.

Ao tomarmos conhecimento desta verdade, por que não construir um futuro grandioso se somos dotados de capacidade infinita que, quanto mais exteriorizada, mais rica ela se torna? Quanto mais usarmos palavras positivas, mais coisas boas teremos em nossa vida. Quanto mais apreciamos o belo, mais belo se torna nosso dia a dia.

Quanto mais agradecemos, mais recebemos; quanto mais abençoamos, mais seremos abençoados; quanto mais amamos, mais seremos amados.

E quanto mais tempo temos para o Pai, mais ele se revela em nós; e quanto menos falarmos em doenças e pobreza, mais sadia e rica se torna nossa vida.

A doença e a pobreza não são heranças de DEUS e, sim, de quem se afasta de DEUS, e quem se distancia de DEUS está rejeitando toda sua herança e nunca consegue ser feliz porque a felicidade verdadeira vem de DEUS, de nosso interior quando nos unimos a DEUS e nos tornamos um com ele em todo momento. Sem sombra de dúvida, somos felizes de verdade porque é esse o desejo de DEUS.

Se você não está feliz, reflita e seja qual for seu desenho do passado, pinte um presente bem alegre e terá um futuro brilhante por meio de palavras, pensamentos positivos e atos de bondade, mas não se esqueça de que o sentimento de gratidão a tudo e a todas as coisas é necessário em seu dia a dia.

Cuide primeiro de sua mente, depois das coisas, e receba infalivelmente a sabedoria de Deus que vem de seu interior. Nunca leve para a cama as preocupações do dia nem as preocupações com o futuro. O nome já diz, "pré-ocupação", ou seja, está se ocupando com um fato que poderá vir ou nem acontecer.

A melhor maneira de repousar é entregar-se totalmente a DEUS, esquecendo-se do que aconteceu durante o dia, pedindo permissão para repousar, e que dê saúde a seu corpo e paz e força a seu espírito, e jamais se esqueça de orar ao acordar e ao se deitar, seja qual for sua oração.

DEUS não precisa de nossa oração, nós é que precisamos ter gratidão a ele. Somos nós que precisamos de sua presença, de sua força, de sua sabedoria, de seu amor.

Como é maravilhoso sentir a presença de DEUS em nós quando estamos necessitando de algo e ele nos indica o caminho para conseguir. Quando estamos em perigo e ele nos protege. É maravilhoso, Senhor, saber que a sua presença está em toda parte.

Este livro é um coquetel de palavras, uma mistura

de verdade para conseguir ser feliz. Coloque-as em prática e verá como é fácil encontrar o paraíso aqui neste mundo cheio de turbulência criada pelo ser humano.

Viver não é difícil, difícil é fazer entender que tudo de que se precisa para viver está dentro de cada um de nós, que são a sabedoria, o amor, a gratidão, a riqueza, a harmonia, a alegria e, sobretudo, a reconciliação com todas as coisas do Universo.

Mesmo que agradeça a DEUS, se não agradecer e amar a todas as coisas criadas por DEUS jamais receberá orientação dele. Mesmo que ele queira orientar ou ajudar, você jamais entrará em sintonia com DEUS.

Os sentimentos que aproximam o ser humano de DEUS são o amor e a gratidão. Sem esses sentimentos, somente virão vibrações mentais de discórdia porque você não agradece a todas as coisas do céu e da terra.

Quando você agradece a todas as coisas do Universo, você e DEUS se tornam UNOS, ou seja, ficam unidos e tudo se move para você progredir infinitamente em todos os sentidos, porque qualquer ser humano tem progresso sem limite. Seu limite quem faz é você quando você diz "Está bom". Essa é uma ordem que dá ao seu subconsciente que pare e que ele obedece imediatamente, e se deve dizer "Nunca está bom ainda. Vai melhorar mais" e, muitas vezes, o bom não deixa o melhor acontecer.

Você vai ter a consciência de que a capacidade do homem é infinita e que você pode tudo, até mesmo ser feliz em todos os sentidos de sua vida, e quem faz com que isso aconteça é unicamente você.

Para conseguir a felicidade, temos de ser humildes. Quanto mais humilde você se torna, mais sábio fica, e quanto mais sábio, mais você sabe que nada sabe, porque a sabedoria é infinita. Sábio é aquele que sempre quer saber mais. E quanto mais você procura saber, mais vontade você tem de aprender mais, e nunca diz que sabe, mas que está aprendendo mais.

Um sábio jamais caminha para o lado do vício

nem do crime. Para esse lado só caminha o ignorante, pois não sabe o mal que está fazendo a si próprio.

O vício é um caminho para fugir de alguma coisa que não está de acordo com a vontade daquele que o pratica. O álcool, por exemplo, baixa a moral de qualquer ser humano em qualquer posição. São três as personalidades daquele que tem o vício de beber: manifesta-se com aparência de macaco, aqueles que quando bebem gostam de fazer palhaçadas para chamar atenção; com aparência de tigre os que ficam violentos e brigam com tudo e com todos ao seu redor, e como porco aqueles que se deixam levar pela sujeira e não tomam banho nem sequer lavam as mãos para fazer as refeições.

Estes estados são os que realmente acham que a bebida é o único prazer da vida e acabam se destruindo.

Às vezes, o problema pode ser de ordem espiritual, e o viciado não tem consciência do que se passa com ele, e em outros casos é de problema com a família, negócios, desilusão, saúde, então procura afogar as mágoas na bebida.

Os familiares devem procurar entender, buscar no interior da pessoa, orar a DEUS para manifestar a perfeição criada por ele, agradecendo e mentalizando que a pessoa não bebe, que ela é um filho de DEUS perfeito e que jamais bebeu.

Treinando o poder da palavra e o poder da oração, com certeza vai manifestar a perfeição criada por DEUS. Jamais duvide da força da palavra e coloque em prática falando palavras que elevam as pessoas, nunca palavras que rebaixem ou ofendam.

Um bêbado se transforma, fica alegre, rico, ousado, fala alto, chora, se isola, aparenta ser de acordo com seu problema interior que não tem coragem de manifestar em seu estado normal. Aquele que não está bebendo é que vê quanto é difícil aturar um porre.

Quem mais sofre são os familiares, que às vezes chegam até a desprezar a pessoa, pensando que esta é a melhor solução.

Na verdade, a melhor solução é DEUS, mas como falar de DEUS para muita gente é coisa de beatos, fanáticos e até bufados, muitos quando tomam o primeiro gole aproveitam para ficar jogando conversa fora e falando de coisas banais, difamando suas mulheres em vez de elogiá-las, fazendo comentários maldosos de pessoas, criticando o governo, falando da crise, e pensam que com estas palavras vão resolver.

Meu povo, o que cria tudo é a palavra. Em vez de falar coisas banais ao iniciar qualquer bate-papo, comece a falar coisas boas que atraem coisas boas. Fale de riqueza, amor, elogie sua família, as coisas, as pessoas, treine sua mente a falar e a pensar somente coisas boas, mesmo quando estiver tomando seus goles.

Vamos valorizar mais o DEUS que nos deu a vida, nos protege as vinte e quatro horas do dia, que nos presenteia todos os dias com coisas necessárias para nossa sobrevivência. Desde a luz do sol da manhã à escuridão da noite, nas suas farras não esqueça DEUS mesmo se estiver bêbado. Tenha certeza de que ele está ao seu lado o conduzindo para voltar ao aconchego do lar, pois o compreende e não enche o seu saco como fazem às vezes os seus familiares.

DEUS não o culpa pelo porre e, sim, o acolhe com todo o amor de um pai. Ele só ama, perdoa e protege. Ele não julga nem reclama, muito menos diz que você é um chato quando bebe. Uma pessoa que bebe só sabe o quanto é chato um bêbado quando no seu estado normal ele encontra com um bêbado e aí diz: "Que cachaça enjoada!" Aquele que bebe e acha enjoado um bêbado ou condena o porre do outro, imagine os seus familiares quando ele está bêbado? Além da vergonha, ainda tem que ouvir e ver o que não quer.

A mulher sábia dá apoio ao marido quando ele está bêbado, ela não o despreza, nem empurra pela porta afora e, sim, procura orar a DEUS, porque muitas vezes com oração resolve dar um bom banho e colocá-lo na cama agradecendo: "Muito obrigado porque você chegou!"

E em outros casos resolvendo os problemas, a própria pessoa se conscientiza de que está fazendo mal aos familiares e decide não beber mais. E para aqueles que querem deixar a bebida, o que devem fazer é negar que bebem e falar que não vão beber mais para gravar no subconsciente a decisão de não beber mais, já que a bebida só traz infortúnio para todos. Repita durante noventa dias, várias vezes por dia: "Não vou beber mais. Muito obrigado, DEUS." Assim, gravará no subconsciente. É como se treinar para aprender qualquer ofício e, com certeza, você que é um filho de DEUS perfeito e maravilhoso acabará deixando o vício sem fazer nenhum esforço, só com o poder da mente. Se aquele que bebe orar com DEUS, afirmando que não vai beber mais, com certeza, DEUS, que está no seu interior, fará com que manifeste seu desejo.

Mas tem aquele que chega a criticar e rir dos que falam muito em DEUS, esquecendo-se do papel de um bêbado na sociedade e no lar. É doloroso para um pai de família ser discriminado pela bebida.

Eles se tornam otários, são eles que pagam a farra só, porque todo bêbado é rico ou quando não tem dinheiro acha quem pague a bebida. Todo mundo dá, paga e vende fiado. Ao contrário, coisas necessárias, como a conta de alimento para matar a fome de um necessitado, uma conta de luz e água, ninguém quer ajudar.

Os bêbados cobiçam a mulher dos outros em vez de valorizar a sua, cometem infrações no trânsito provocando acidentes, chegando até à morte. Se alguém citar um benefício sequer para a bebida em exagero, com certeza nasceu para beber.

A bebida controlada ou socialmente não faz mal nem desmoraliza ninguém e, sim, diverte. Mas aquele que bebe como se a bebida do mundo todo fosse desaparecer naquele momento, mostra que não tem controle e que não deve tomar o primeiro gole.

O vício de beber não enobrece ninguém e nem premia, mas desmoraliza e faz a infelicidade da família inteira, pais, esposa e filhos. Mas se aquele que bebe quiser ser feliz mesmo bebendo, é só colocar limite em seu vício. Sentiu que não dá para continuar, para e vai direto para seu lar em vez de ficar fazendo desordens de qualquer natureza.

Uma vez ouvi a história de um homem que foi abandonado pela esposa por causa da bebida, e nos bares da vida ele encontrou uma mulher que gostava de beber como ele. Começaram a beber juntos e passaram a viver em comum. Tinha dias que nem conseguiam abrir ou mesmo fechar a porta de casa.

Tomaram consciência de que estavam no caminho errado e decidiram parar de beber. Refizeram suas vidas e, quando a primeira mulher soube que o ex-marido tinha deixado de beber, quis tirá-lo da outra, que havia dedicado os seus dias junto a ele bebendo e depois recuperando a situação. Olha o benefício não só da mulher, mas do homem que, além de reconstruir sua vida, ainda era amado pela ex-esposa.

Cada ser humano é quem faz a própria felicidade, e por que não começar de nosso interior a nos presentear com o maior e o melhor presente que devemos dar a nós mesmos, que é sermos felizes?

E, para ser feliz, não é preciso ter algum vício e, sim, amor à própria vida e a tudo criado por DEUS.

Troque seu vício por uma virtude e verá que vale a pena merecer mais tempo de vida. Troque um cigarro por uma bala ou um sorvete e verá que a vida ficará mais doce. Troque a bebida por um suco ou um refrigerante e com certeza a vida será mais refrescante.

Eu troquei o cigarro por uma vida mais sadia sem tomar nenhum remédio, apenas com uma afirmação — Muito obrigada, DEUS. Não vou fumar mais – e com muita força de vontade. Toda vez que acendia um cigarro, repetia essa frase e de tanto gravá-la em meu subconsciente, depois de vinte e seis anos que fumava deixei o vício sem muita dificuldade, e hoje sinto que vício de espécie alguma leva o ser humano a lugar nenhum, a não ser à autodestruição.

Tenho certeza de que no vício de espécie alguma alguém vai encontrar a receita da felicidade.

Essa receita está bem perto de nós. Não procure a felicidade no exterior, mas em seu interior, dentro de você, e verá que felicidade é tudo que você sente, faz, pensa e fala. Felicidade é alegria, sabedoria, amor, harmonia, otimismo e também fazer feliz o maior número possível de pessoas, e amando e agradecendo a todas as coisas do céu e da terra.

O sentimento de gratidão por tudo abre o canal que liga o ser humano a DEUS. Falei da bebida e do cigarro e agora entrarei nas drogas. O nome já diz tudo: DROGA. Então não faça de sua vida uma droga. Ame sua vida, que é bela, procure coisas boas para se ocupar e esquecer os problemas, se não estiver em condições de resolvê-los. Ore a DEUS pedindo sabedoria que com certeza ele vai lhe indicar o caminho certo para tirar de letra qualquer problema, seja de desilusão, depressão, saúde, seja financeiro ou de desarmonia.

Acalme a mente porque a mente em paz sintoniza com as vibrações espirituais e você terá a luz para solucionar seu problema por meio de uma ideia ou um pensamento manifestado por DEUS.

Sempre que tiver qualquer dificuldade, ore a DEUS e ele vai se manifestar para orientar você, pois se tiver algum problema, não é seu e, sim, de DEUS, pois como ele o colocou no mundo e lhe deu esse problema, com certeza também lhe dará capacidade para resolvê-lo. É só confiar nele, agradecendo a capacidade infinita que você possui para resolver todo e qualquer problema sem reclamar nem se sentir incapaz de solucioná-lo.

Reconcilie-se com todas as coisas do céu e da terra e chame por ele que ele se revelará sem falta. O vício multiplicará os problemas. As drogas são o pior dos vícios, pois as consequências de um drogado podem chegar à morte.

Não procure afogar os seus problemas no mar dos vícios e, sim, pedir a DEUS solução porque assim ele será exterminado. Não adianta adiar o problema para que outra pessoa o resolva.

Seja feliz sem vício de espécie alguma e faça

valer a sua vinda aqui na Terra para cumprir sua missão escolhida por DEUS, que com certeza não foi a de se tornar viciado.

Você é FILHO DE DEUS e com certeza nenhum pai dará uma pedra a um filho que lhe pede um pão. Seja forte, diga "não" aos vícios e saiba até onde você poderá ir para não se tornar viciado.

Se você que está lendo este livro e não possui nenhum vício, com certeza é feliz, e se tem não precisa se condenar. Procure se libertar para não perder sua liberdade, que é total. DEUS nos deu livre-arbítrio, por que não o utilizarmos em coisas criativas, alegres, sadias, criando coisas que beneficiem ao maior número possível de pessoas?

A mente humana cria tudo, tem capacidade infinita que chega a ultrapassar os limites de nossas possibilidades. Às vezes, tem coisas criadas pelo homem que o próprio homem duvida, então por que usar a capacidade infinita que tem para destruir a si próprio e seu próximo?

O vício destrói o viciado e também sua família. Siga sua vida rumo à felicidade, sem freios, sem limites, sem olhar para seu passado, que ficou para trás, e com seu passado deixe os pensamentos sombrios, ódio, desejo de vingança, tristezas, ciúmes, mágoas, rancor e qualquer infortúnio como vícios, inveja, e verá o quanto é fácil ser feliz de verdade se tiver fé verdadeira.

Fé em quê, por que e para quê? Respondo, fé é certeza absoluta. Diferentemente de esperança, devemos ter fé em DEUS, e muita porque precisamos ser bastante fortes para realizar todos os nossos objetivos, vencendo todos os obstáculos da vida terrena.

Fé é a menor palavra que existe no vocabulário, a força mais potente do Universo. Fé não é esperança e, sim, convicção de que tudo se realiza por meio de sua crença.

Neste momento, o telefone toca, e vou atender. É o melhor marido do mundo, só podia ser o meu marido Edvar, e ficamos mais de meia hora, ele do Mato Grosso e eu de Goiás, uma declaração que toda mulher gostaria de ouvir.

Nos últimos anos, foi a melhor declaração que já ouvi. Nem na época em que nos conhecemos, eu ouvi uma declaração como a daquele dia. Como é bom para cada ser humano amar e, acima de tudo, ser amado. "Eu também te amo, Carneiro, do fundo da minha alma", e sei que você é parte que me completa, a minha outra metade.

E eu só tenho que agradecer a DEUS, meu grandioso pai, fonte de todo o bem do Universo, por este marido maravilhoso. Filho de DEUS abençoado e perfeito que DEUS me presenteou para me fazer sorrir para a vida, mostrando para todos que a felicidade existe em qualquer lugar aonde eu for, porque eu a carrego comigo em meu interior e é de nosso interior que vem a fonte de todo o bem, toda a felicidade.

Meu amor pelo Edvar foi à primeira vista. Do dia em que meu olhar cruzou o dele, nunca mais o tirei da mente. Ele andou por vários estados do meu amado Brasil e depois de seis anos veio cair nos meus braços. Vou só passar para vocês o que aconteceu. Ele foi embora de minha cidade que tanto amo, Cruz das Almas, em 29 de junho de 1982, depois de vivermos grandes momentos de amor, e nunca mais tinha falado com ele.

Voltando em 1985, quando soube por uma grande amiga, Conceição, que ele estava na cidade e que voltaria logo, pois veio para o casamento de seu irmão, fiquei louca para vê-lo.

Enquanto não o vi, não sosseguei. Sumiu de novo, mas nunca saiu dos meus pensamentos.

Um dia, estava eu voltando do trabalho, às seis horas da tarde, ali pela Avenida da França, no Comércio, em Salvador, no dia 25 de maio de 1988, quando me vejo de frente para meu amado, hoje meu marido, o próprio o Edvar Silva Carneiro, pai de duas filhas de DEUS perfeitas e maravilhosas, Kenya e Kelly.

Isso é poder da mente. Marcamos um encontro um dia. Fomos a um barzinho e depois da farra nessa noite ele foi parar em meu apartamento. Sei que esta noite eu não preguei o olho um minuto admirando-o dormindo. Varei a noite e senti que a felicidade de novo batia em minha porta. Aí segurei com muita fé, nem questionei se ele tinha outra namorada, não me preocupei, não cobrei nada dele. Fiquei com ele cada momento que pude.

De novo nos separamos e ele foi transferido para Fortaleza, no Ceará, mas a distância não nos impediu de nos vermos de novo, porque eu me entreguei totalmente à força do amor que brotava de novo, e fui até Fortaleza para revê-lo. Que felicidade! Como ele foi maravilhoso comigo! Ai que saudade daquela terra, Fortaleza. Depois de sete meses e quinze dias que eu tinha recebido toda aquela fortaleza, nasceram minhas filhas gêmeas, que foram uma grande benção que recebemos de DEUS para fortalecer nosso amor. Hoje faz dez anos que estamos juntos com muito amor para dar um para o outro, mas amor puro, amor de verdade, amor que só quem sente é que sabe avaliar.

E de uma coisa hoje eu tenho certeza, quanto mais o amo, mais aumenta o meu amor por ele, porque esse amor vem de DEUS, que é fonte inesgotável de todo o bem, principalmente o amor.

Nosso amor é incondicional, é puro, sincero, é amor espiritual mesmo. Eu sinto que quanto mais eu o amo, mais eu tenho vontade de amá-lo e, às vezes, chego a pensar que dentro de mim não vai caber tanto amor e que eu vou explodir de tanto amar o Edvar. Ainda bem que tenho nossas filhas para dar uma parte desse amor. Obrigada, DEUS. Obrigada, meu marido, por me fazer a mulher mais feliz e completa do mundo. Já realizamos uma parte de nossos sonhos ao lado de nosso pai Eterno DEUS, pois ele nos orienta com sua sabedoria e amor o caminho a seguir para juntos cumprirmos nossa missão por ele determinada até o fim.

Vamos seguir juntos por esta linda caminhada, aprendendo a cada dia a ser mais felizes e prósperos sem prejudicar nenhum de nossos irmãos FILHOS DE DEUS, e que todos sintam a força que brota do amor. Porque o amor é o primeiro passo para a felicidade.

Só o amor constrói, só o amor realiza, e quando é

dividido multiplica e soma. Amar é viver, viver é sentir, sentir é ter certeza, certeza é fé, fé é força, força é coragem, coragem é lutar, lutar é vencer, vencer é cumprir, cumprir é respeitar, respeitar é ordem, ordem é progresso, progresso é crescer, crescer é aprender, aprender é ter capacidade, capacidade de se doar, doar é contribuir, contribuir é mostrar, mostrar o caminho, caminho para a verdadeira felicidade.

Mergulhe dentro de si mesmo e derrube a muralha que separa você de DEUS, conhecida como egoísmo, ódio, ciúme, vingança, inveja, desarmonia, mal, inveja, ilusão e qualquer sentimento, atos, pensamentos e palavras negativas.

Acredite, tenha fé, mostre seu coração para DEUS cheio de amor, apresente seu projeto de vida para ele, peça ajuda para ele a cada passo que você der no seu dia a dia. Se DEUS colocou cada um de nós aqui neste mundo, é porque ele tem um projeto de vida, uma missão para cada um. DEUS é a fonte de todo o bem. Se tiver fé, vencerá qualquer obstáculo em sua vida.

Quando surgir um grande problema em sua vida, chame DEUS e converse com ele. Assista ao filme Conversando com DEUS. Não diga a DEUS "Tenho um grande problema", diga ao problema que você tem um grande DEUS que resolve o maior problema do mundo, pois esse nosso grande DEUS é universal e não há problema no mundo que ele não resolva, não há pessoas ou coisa que nos hostilize e crie dificuldade quando entregamos tudo nas mãos de DEUS.

Seja qual for sua dificuldade ou tristeza, conte primeiro para DEUS, e para chegar até ele tem de ser de coração puro e com profundo sentimento de gratidão, reconciliado com todas as coisas do céu e da terra, pois não adiantará procurar DEUS com ressentimentos ou mágoa.

Guardando alguns ressentimentos, procure primeiro eliminar essas coisas negativas e depois procure DEUS. Do contrário, você poderá orar a vida inteira que sua oração não será ouvida, por mais que você suplique. É a lei da vida, a reconciliação com todas as coisas do Universo. DEUS está na união, no amor e na reconciliação.

DEUS é generoso e nada vai negar a um de seus filhos. Ao contrário, os filhos é que se negam a receber tudo que ele lhes deu como herança ao não obedecer às suas leis.

Aprenda na escola da vida e seja além de filho um grande aluno de DEUS e manifeste aqui e agora a glória de DEUS. Agora é o momento, e quando você entra em ação, começa o hábito. No palco da vida, você é o diretor, o ator, o escritor, e se não está gostando, mude o roteiro. Se está com defeito, conserte e coloque do jeito que agrade primeiramente a DEUS e depois a você.

Se quiser agradar a DEUS, agrade ao próximo, agrade ao Universo e verá como é que se prospera e se é feliz. O homem, para ser feliz, tem que fazer alguém feliz também, e quanto maior o número possível de pessoas, mais próspero ele se torna.

Crie algo com sua capacidade infinita que beneficie o maior número possível de pessoas e veja o quanto DEUS ajuda. Vamos colocar em prática. Quando se pensa, fala; quando fala, entra em ação; e quando entra em ação, começa o hábito. Quando DEUS estiver a seu favor, nada estará contra.

E você caminha na estrada da vida enfrentando todas as barreiras rumo à felicidade, sem freios, porque DEUS está guiando você, sabendo que a verdadeira felicidade consiste em proporcionar felicidade aos outros, e se você quer a felicidade de outras pessoas, jamais atropelará ninguém na estrada da vida. Com fé em DEUS, você trilha no caminho da vida cheio de certezas de que a vida é bela e que, para ser bela, só depende de você.

Ter fé não é para super-homem nem supermulher e, sim, para todo filho de DEUS. Mesmo que enfrentem dificuldades, faz parte de nossa vida. As dificuldades de relacionamentos familiares, financeiras, problemas de saúde, problemas sociais, serão resolvidas com muita facilidade se nosso grande Pai tiver participação.

Clame por DEUS a todo instante em sua vida diante de qualquer situação e assim você verá que DEUS jamais falha, e que com ele as dificuldades fazem você sentir o quanto é grande a sua capacidade, a sua força, a sua coragem de vencer, e que as dificuldades nos são dadas para exteriorizarmos a nossa capacidade. Quanto mais difíceis os problemas, mais nossa capacidade aumenta e nos tornamos capazes de resolver toda e qualquer situação, de vencer qualquer obstáculo quando nossa fé for maior que as nossas dúvidas.

As dificuldades servem também para aumentar nossa fé e nos sentirmos capazes de resolver todos os problemas com a maior facilidade, sem duvidar do amor de DEUS, pois se ele nos deu a dificuldade é porque sabe que somos capazes de vencer e que também podemos contar com sua ajuda.

A bondade de DEUS vai depender de cada um de nós. Não devemos abusar da bondade de DEUS. Não é errado pedir algo a DEUS. Peça e peça grande porque ele é a fonte de tudo que existe no Universo. Não precisa se preocupar com nada, basta crer em DEUS.

A vida não requer preocupação alguma, porque quando chegamos aqui tudo já nos foi dado. É só reconhecer e agradecer a tudo e a todos. Deus é quem preenche o vazio da existência do homem.

Você precisa da verdade para viver e essa verdade é DEUS. Quando você se entrega a DEUS e vive a obedecer a ele, somente coisas boas acontecem. A porta que DEUS abre para você ninguém vai fechar. Ele tem o poder de sempre trazer a solução para tudo na vida. DEUS não me chamou para trabalhar sozinha, ele conta com cada um de vocês.

Colabore com a criação de DEUS, acredite em você mesmo, sonhe e procure identificar o seu sonho. Existe sonho de barriga cheia. Sonho daquilo que mais lhe chamou atenção é o sonho em que DEUS se revela para você.

Quando, em seu íntimo, lá em seu interior, no acumulado de pensamentos, bem em seu inconsciente está lotado de coisas, aí você sonha. São coisas boas ou ruins. Se você tem fé em DEUS, só vai sonhar com coisas boas. Se dormir depois de uma boa entrega a DEUS em oração, ao amanhecer vai ser só de vitórias.

Quando você tem DEUS, tudo pode estar pegando fogo a sua volta, mas nada vai afetá-lo. Creia em DEUS. Ele é tremendo, bondoso e maravilhoso. Se está acontecendo alguma coisa de mal, é porque você se afastou de DEUS, você não tem DEUS no coração. Se você procura DEUS depois de um determinado problema, é porque alguém o convidou.

Se você está lendo este livro, foi DEUS quem o indicou. Você quer mudança e a mudança é para encontrar DEUS e se você quer encontrar DEUS, é sinal de que quer um relacionamento com DEUS. Este meu livro é uma linguagem bastante simples, porque você não vai precisar consultar o dicionário para chegar até DEUS. A linguagem que está nele contida é a maneira mais simples de chegar à felicidade.

Estou sendo bastante clara para que qualquer pessoa tenha bom entendimento na minha maneira de expressar. Tem muita repetição, mas o melhor é que fica gravado no seu subconsciente cada vez que você ler como, por exemplo, o nome DEUS.

Eu ainda destaquei em letras maiúsculas para chamar sua atenção para voltar-se sempre para nosso Pai. As palavras contidas neste livro são palavras de DEUS querendo falar através de mim para você. Assim como DEUS fala através de você também.

Eu sou espírito de DEUS e estou passando um pouco do que é bom para você, caro leitor. Foi assim que eu encontrei minha paz espiritual e minha felicidade. Pratique tudo que está escrito aqui.

Eu sempre fui durona, mas, depois que encontrei DEUS, abri meu coração e tudo em minha vida se transformou. Não devemos ser guias cegos que pregam o certo e fazem errado, como alguns conhecedores da lei que erram sabendo que estão errando. Fazem as leis só para os outros cumprirem.

Existem tipos de pessoas que são duras até para aceitarem DEUS. Depois vem a hora da colheita do que plantaram e são obrigados a colherem. Plante o bem não importa para quem nem onde.

No dia em que todo ser humano decidir viver em conformidade com a vontade de DEUS, o Universo se tornará um paraíso e todos nós uma só família, e DEUS nosso verdadeiro pai e criador. DEUS é a maior e mais fantástica paz. Entregue sua vida a DEUS e encontre verdadeira paz espiritual.

Viaje por um país chamado coração e deixe que DEUS nele habite. É aí que mora a felicidade, junto com DEUS, dentro de você. Brilhe. Arrase. Não precisa aparecer. Não busque DEUS somente para pedir, agradeça tudo que já tem. Você é filho de DEUS e jamais vai passar dificuldade.

DEUS aposta tudo em mim e em você e Ele conhece cada um de nós, conhece cada célula de nosso corpo. Ele nos fez para sermos felizes para sempre como nos finais de novelas.

Quando temos DEUS no coração, na vida, na família, no trabalho e na sociedade, nada de mal nos acontece. DEUS não afasta ninguém de problemas. Ele sempre dá a solução para resolver porque quer nos ver alegres e felizes. Ele nos fortalece quando andamos sempre junto dele.

Os caminhos se abrem para todos que abrem o coração para DEUS. Mente alegre é todo um contexto positivo que nos leva a um destino feliz. Como diz o Silvio Santos, "Sorte tem quem acredita nela". Pode acreditar, temos a sorte de ter um grande pai chamado DEUS que nos dá tudo, é só acreditar.

Também diz um ditado que "com sorte se atravessa o mundo e sem ela não se atravessa nem uma rua". DEUS é muito generoso para com cada um de nós. DEUS nos deu tudo sem usar nenhum medidor para nos dar o que desejamos. Ele nos dá cinco, dez, cem, mil vezes mais do que pedimos, mas faça por merecer.

Procure seu manual de instrução e busque seu autoconhecimento, porque se você não se conhece não pode se conectar a você mesmo, pois não sabe onde está.

A consciência é uma voz dizendo o que é certo e o que é errado. Saiba como reagir a uma crítica. Será que hoje sou a pessoa que poderia ter sido?

Nunca vamos deixar os nossos defeitos prevalecer nem falar mais alto que as nossas qualidades. Uma autoanálise é a melhor forma de saber onde devemos melhorar.

Ler nosso manual de instrução é a melhor maneira de lidar com nós mesmos. Quando fazemos nossa parte e o possível e buscamos DEUS, ele torna o impossível em possível.

Nossa missão aqui é ser obediente a DEUS para darmos continuidade a sua obra e a sua criação. Todos nós temos uma missão designada por ele e não terá valor nenhum se não a cumprirmos, e o fim de nossa missão é a morte. Mas como nossa vida é eterna, ela morre aqui e nasce no mundo espiritual. Na verdade, é uma mudança de paraíso, porque aqui também é um paraíso.

Sinta-se bem como eu me sinto pensando que nunca vou morrer e sempre cumprirei missão em paraísos diferentes. DEUS criou todo ser humano para ser feliz, e com certeza cada um é quem escolhe ser feliz ou não.

Nossa finalidade é com certeza ser feliz. Quem vive com o objetivo de ser infeliz com certeza não tem DEUS no coração. DEUS é amor, e amar é se doar em benefício do outro.

Quando DEUS fez o homem, achou que estava faltando alguma coisa para ele ser feliz, então fez sua companheira, uma mulher, para andar ao lado dele. É por isso que se diz que a mulher foi feita de uma costela direita do homem.

DEUS não fez a mulher de partes da cabeça para ela não querer viver acima da autoridade do homem; de parte dos pés, para não andar embaixo dele; de partes da frente para ela não querer andar a sua frente nem de partes de trás para o homem não a deixar para trás. Fez corretamente para andarem um do lado do outro e se amarem eternamente. É por isso que se diz que "ao lado de um grande homem, tem sempre uma grande mulher". Digo grande mulher aquela que se dá ao seu homem por amor, sempre o amando e respeitando, desinteressadamente.

A felicidade do lar depende da felicidade da mulher. Por isso é que se diz que a mulher é a rainha do lar. Se a mulher for feliz, todos os membros de sua família também serão. Se a mulher fica triste e infeliz, ela transmite todas essas vibrações a todos os seus familiares.

No lar de pessoas harmoniosas, a mulher está sempre feliz, dedicada, sorridente, compreensiva, satisfeita em seus afazeres e ninguém adoece, o marido prospera, os filhos são sadios e bem em todos os sentidos e será um lar do progredir infinito, onde nada falta e tudo que for necessário, se orarem a DEUS acreditando que já o receberam, com certeza aparecerá no lugar e no momento certo.

Porque DEUS é provisão infinita, e tudo faz pelos seus filhos, assim como qualquer pai faz por um filho. Se você quer ser feliz, faça também felizes todos que estiverem ao seu lado e verá que só se é feliz se fizer o maior número possível de pessoas felizes também, ou melhor, todas as pessoas que chegarem até você.

A vida é uma grande graça que recebemos de DEUS, e através da vida vamos viver a vida do Espírito Santo que reina em nós. Construa um lar de harmonia, amor, saúde, felicidade, satisfação, paz, carinho, dedicação, alegria, compreensão, prosperidade, e onde todos sejam saudáveis, um lar digno de ser chamado lar de DEUS.

Não deixe nenhuma vibração nociva, tal como doenças, ciúmes, mágoas tristezas, ódio, desejos de vingança, desempregos, ressentimento, vida alheia, desarmonia de espécie alguma entrar em seu lar, e verá o que é ser feliz de verdade em qualquer lugar do Universo.

Tudo o que é necessário para sua felicidade está dentro de você, em seu interior. Busque lá dentro tudo o que você necessitar, sabedoria, amor, alegria, riqueza, vida saudável, tudo isso foi dado a todo o ser humano desde o nascimento infinitamente.

DEUS fez o lar espelho do Universo. No lar, o pai, a mãe e os filhos são providos de tudo que lhes é necessário de acordo com seu reconhecimento, e o Universo é um único lar onde só serão felizes para sempre os que realmente viverem corretamente.

As pessoas que vivem insatisfeitas dentro de seu lar com certeza também ficam em qualquer lugar no Universo. Aqueles que estão tristes em seu lar estão tristes em qualquer lugar no Universo. Também aqueles que estiverem com sentimento de ódio odiarão o Universo também. São doenças geradas pela desarmonia mental mas, ao trocar o "ódio por amor, a insatisfação pelo sentimento de gratidão e a tristeza pela alegria", verá como a vida é bela, e que vale a pena aproveitar cada segundo de vida, pois se perdida jamais será recuperada.

Viva cada minuto de sua vida como se fosse o último, e sua vida toma o rumo certo para a felicidade. Siga na estrada da felicidade sem freios, pois quanto mais rápido chegar, mais feliz você será. E se puder pegue um jato, descubra a felicidade o mais rápido que puder, sem passar por cima de ninguém, para não atropelar, senão você será atropelado pela infelicidade, ficando cada vez mais distante do objetivo de todo ser humano, que é ser feliz de verdade, e são poucos os que conseguem.

A verdadeira felicidade se conquista dentro de um lar feliz, desde que esse lar preencha todos os requisitos para ser um lar feliz de verdade, os quais foram citados anteriormente.

Estamos muito felizes com a leitura até aqui e vamos ficar mais felizes com o volume 2, que já está pronto, esperando você ler este primeiro.

Cada dia em nossa vida é um dia de felicidade, acredite e repita sempre que acordar. Meu Deus, como eu sou feliz com o dia lindo que o senhor me presenteou.

Ao se levantar, vá até a janela e abra-a, convidando a felicidade e tudo que a acompanha para adentrar em seu quarto, em sua casa, em sua mente e em seu coração. Venha mais felicidade, traga consigo as coisas belas que DEUS nos deu. Meu lar é lar abençoado por DEUS, lar de alegria, harmonia, prosperidade e benção de DEUS.

CONCLUSÃO

O livro *A receita da felicidade 1* é de bom entendimento e uma escrita bem firme que mostra como ver Deus nas pequenas coisas e ao ampliar a mente. O ser humano percebe quem é e cai na realidade de que é um Filho de Deus Perfeito e tudo se transforma. O homem é uma semente que Deus plantou na terra para dar certo em todos os sentidos. Tudo de bom que cada um tem dentro de si, aquele amor é Deus se expressando por meio de cada um de nós. Vibre Deus dentro de você, porque você é muito importante para Deus, você é grande, a melhor criação de Deus. O primeiro lugar em tudo, o melhor de Deus. Deus se alegra com nossa mudança, sempre para melhor, e quando a gente decide mudar, ele perdoa os nossos erros e não olha o passado de ninguém. Deus é tão generoso que não julga nem critica, não condena, nem reclama de ninguém. Aquele que julga será julgado, aquele que condena será condenado, aquele que perdoa será perdoado. Por isso, tenhamos certeza de que Deus ama cada um de nós e nos guarda com muito carinho no coração dele.

Quando cada ser humano descobrir que dentro de si habita Deus, que devemos amar, agradecer e reverenciar o espírito de Deus que habita em mim, em você e no outro, que somos o santuário de Deus e que viver com Deus é a maneira mais feliz de viver, descobriremos o paraíso. Chame Deus e deixe Deus guiar você. Deixe Deus passar e abrir o caminho certo. Confie em Deus e seja íntimo dele. Porque só fala de Deus quem o conhece. E onde existe o bom, o belo e o bem, Deus está presente.

Quem ora quando precisa pede em vez de agradecer. Se estiver com problema, ore. Se não tem problema, ore mais ainda para agradecer que está tudo cada vez melhor. A oração é uma declaração do fundo da alma. Declarar que é Filho de Deus, alegre, feliz, rico, saudável, sadio, harmonioso, próspero e um verdadeiro sucesso todos os dias do fundo da alma irá se tornar uma oração que vai se manifestar em sua vida pela força criadora da palavra. E a oração atendida é o jeito eficaz da comunicação com Deus. E que em tudo seja feita a vontade de Deus, que é sem ego, sem ilusões, que não são sentimentos condizentes com um Filho de Deus. Fazer a vontade de Deus é cumprir a aliança com todos os Filhos de Deus. Amar a Deus e ao próximo é a condição para encontrar a felicidade. A primeira experiência de amor é amar a si mesmo, e quem ama entra pelo caminho do acolhimento. Amar a Deus de fato e não apenas com palavras. Fala que ama, fala, fala, mas o coração está vazio. Para encontrar uma vida feliz, é só abrir o coração e deixar Deus transformá-lo. Procure sempre elogiar. Onde todos querem elogios, ninguém recebe. Elogiar-se também faz parte. Não precisa ser em público. Proferir palavras de elogios a você mesmo diante de outras pessoas pode ser esnobação. Elogie você com você. Ame seu presente e viva com alegria. O PRESENTE é o agora. O PASSADO é lenda e o FUTURO é projeto. Faça em casa, no banheiro, escreva na porta do guarda-roupa, grite para você mesmo: eu Sou Filho de Deus, sou rico, milionário, trilionário, sou a riqueza em pessoa, sou alegre, sou feliz, sou sadio, sou elegante, sou um sucesso, sou o melhor profissional. Grite para seu DEUS interno o quanto você é poderoso e verá o resultado. Sinta-se na mira de DEUS e receba o abraço de DEUS. Garanto que é muito mais grandioso do que ficar se queixando. Explore você mesmo, desafie você. Felicidade é uma decisão que cada ser humano precisa tomar e é um estado a que todos têm direito e, além de tudo, está dentro de cada um de nós. A felicidade vem de sua perspectiva e você é mais responsável do que imagina. Felicidade não é ter o que quer e, sim, agradecer pelo que tem, porque você tem tudo que merece, então agradeça.

A maioria das pessoas nunca percebe que o agora é tudo o que é. Que não existe passado nem futuro, ou seja, você faz seu destino e seu agora é fruto do seu passado, e seu futuro será fruto do agora, ou seja, do presente. Temos que entender que o momento presente é a coisa mais preciosa que existe. Na realidade, futuro e passado são pura ilusão. O que existe de verdade é o momento presente (o agora). Esqueça o passado, o futuro e o tempo. Tudo é passageiro, ilusão, mas o agora é o que tem vida. É onde a vida permanece. Então, aproveite a vida vivendo o agora. Não foque no tempo, nem no passado e muito menos no futuro, porque senão você vai deixar de viver o agora. E a vida vai passar sem você aproveitar. Seu sucesso está no momento presente. A maioria das pessoas nunca está cem por cento no presente porque acredita que o futuro é mais importante que o agora. Honre seu momento presente e toda infelicidade e luta se desfaz e a vida vigorosa começa a fluir com muita alegria e facilidade. Quando você começa do momento presente, tudo penetra com sentimento de amor, por mais simples que seja seu ato. Por isso, onde você estiver se entregue totalmente ao agora. Aqui e agora são paraíso. Mude que tudo muda. Você é o único responsável por sua vida, a escolha é sua e sempre diga sim ao agora. Porque tudo é uma questão de aceitar, agradecer e reverenciar uma nova vida maravilhosa e cheia de graça. Esta paz, esta vivência, é consciência. Receba, aceite e agradeça, depois aja. Este momento presente é escolha sua, com bons sentimentos, bons pensamentos, boas palavras e bons atos. Sempre trabalhe com o agora e não contra o agora. Sempre diga sim para o momento presente. Porque o agora é sempre agora. Renda-se. Diga sim para a vida. E veja como a vida instantaneamente começa a trabalhar para você em seu favor, a todo vapor. O Universo está cheio de energia para usar em seu favor.

Quanto mais você pensar em coisas de uma maneira positiva, mais positiva sua mente vai se tornar. Quando você reclama, você se coloca no papel de vítima. Reclamar é sempre a não aceitação do que é. Inevitavelmente carrega uma carga inconsciente negativa. Quando reclama, você se transforma em uma vítima. Quando fala alto, você está no poder e, quando agradece, encontra motivos para agradecer. Então, mude a situação e tome alguma atitude, ou deixe a situação ou aceite-a. Se você honrar o passado, vai se perder nele. Aquele que se conscientizar e aprender a partir dos erros que cometeu deve se mover e mudar o foco para o agora. Isso é chamado de se perdoar. Errar não é pecar. Pecar é não consertar o erro cometido. Na vivência com pressa do cotidiano, pensamos muito, queremos muito, buscamos muito e esquecemos simplesmente de apreciar o agora. Somos todos filhos de DEUS. Eu, você e todos. Explore você mesmo. Você tem que se encaixar em você. Dê nota máxima a você, sempre. Você é uma rocha. Solte tudo de bom que tem dentro de você, porque você merece ser feliz e veio aqui para isso. Felicidade é uma decisão que cada um de nós precisa tomar. A felicidade vem de sua perspectiva e você é mais responsável por ela do que imagina. Felicidade não é ter o que quer e, sim, agradecer o que tem. E você tem o que merece. Nem mais nem menos. Nossa missão aqui neste paraíso chamado Terra é simplesmente amar, agradecer e perdoar. Amar todas as pessoas, agradecer a todas as coisas e perdoar todos os erros.

Estar em união com a vida é estar em união com seu presente. Porque a vida está no presente, no agora. Não tem vida no passado nem tem vida no futuro, a vida está aqui e agora neste minuto. Ninguém pode fugir do agora, porque o agora está sempre em nós. Esteja sempre no agora por inteiro, sem futuro nem passado. Neles não se pode mexer. Planeje tudo e volte no agora. Ame-se em primeiro lugar e não aceite que ninguém diminua você. Pare de se definir e definir os outros. Definir-se pelo pensamento é limitar você mesmo. Não se limite nem para você mesmo nem para os outros, porque você é ilimitado. Abra-se para a vida e verá que seu destino é você que escreve no livro da vida. E não se preocupe com o que os outros pensam de você, o importante é o que você faz com o que o que os outros pensam de você. Preocupe-se com o que você pensa de você mesmo. Isso é o que importa. Você sempre pode perder alguma coisa, mas não pode perder alguma coisa que você é. Você não pertence ao ter e, sim, ao ser. Tudo que você quer da vida virá. E é no agora que o corpo está vivo. Não existe vida no passado e nem no futuro. O passado já se foi e não podemos mais viver nele e o futuro é ilusão, e temos que fazer no presente o nosso futuro. A vida é no presente, é aqui e agora que vamos viver tudo de bom que a vida nos oferece. Seja seu melhor aqui e agora, no presente. Não seja tímido que acredita na falsa imagem nem permita rótulo de espécie alguma. Você não é matéria nem mercadoria. Você é um ser indestrutível, imortal, puro e imaculado que veio aqui neste paraíso como forma humana para seu crescimento espiritual. Seja sempre você mesmo. A escolha de tudo na vida é sua, principalmente o seu destino. A cada escolha surge um pensamento de amor ou medo. E o medo é o seu maior inimigo. Seja uma pessoa que espalha a felicidade por onde passar. Seja um poço de coisas que faça as pessoas se sentirem maravilhadas ao seu lado. Fale de DEUS e de tudo criado por ele. DEUS precisa de cada um de nós. Cada ser veio aqui neste paraíso para amar, agradecer e perdoar fazendo a felicidade de toda a humanidade. "Sou filho de DEUS, perfeito e maravilhoso, e vim aqui para ser feliz e vitorioso."

Agradeça a felicidade que está em suas mãos.

Acredite que tudo está esperando por você.

Conquiste a felicidade com maior facilidade.

E, por fim, seja completamente feliz. Porque a felicidade é direito seu e está em suas mãos.

Muitoooooooooooooooooooooooo obriiiiiiigaaaaaaaaaaaaadaaaaaaaaaaaaaaa!